Hiroshi Ohrui

Desenvolvimento de um excelente nucleósido modificado anti-VIH, EFdA

Hiroshi Ohrui

Desenvolvimento de um excelente nucleósido modificado anti-VIH, EFdA

Capítulo 1

Prefácio:

Muitas doenças infecciosas virais emergentes, por exemplo, a propagação da SIDA, a gripe, o vírus do Nilo Ocidental, a SRA, o Ébola, etc., estão a causar grandes ameaças à saúde pública mundial.

Diz-se que um dos temas mais importantes para o bem-estar dos seres humanos neste e nos próximos séculos é o desenvolvimento da forma de vencer a batalha contra os vírus infecciosos.

Não sou virologista, mas sim um químico orgânico interessado em química de nucleósidos, química de hidratos de carbono, síntese orgânica e discriminação quiral.

Propus a seguinte ideia geral para o desenvolvimento de nucleósidos modificados antivirais com base na mutação de vírus.

Uma ideia geral para o desenvolvimento de nucleósidos modificados antivirais:

Os vírus adaptam-se às alterações ambientais através de mutações.

A mutação é a forma de sobrevivência dos vírus em ambientes adversos. A mutação provoca o aparecimento de estirpes resistentes aos medicamentos e torna o tratamento da infeção viral muito difícil. Por isso, a mutação dos vírus tem sido considerada apenas a causa dos problemas no tratamento da infeção viral. No entanto, penso que a mutação é a oportunidade celestial para desenvolvermos nucleósidos modificados antivirais, pelas seguintes razões

A mutação é o facto de os vírus alterarem os seus genes ao introduzirem nucleósidos não programados (incorrectos) nos seus genes, ignorando o emparelhamento de bases Watson-Crick A:T, G:C. Isto indica que a seletividade do substrato das polimerases de ácidos nucleicos virais não é rigorosa.

*Por outro lado, os seres humanos não sofrem mutações nem introduzem bases incorrectas nos seus genes. Isto indica que a seletividade do substrato das polimerases de ácido nucleico humanas é muito rigorosa. Assim, tirando partido da diferença de seletividade de substrato entre as polimerases de ácidos nucleicos virais e humanas, é possível desenvolver os nucleósidos modificados que são aceites seletivamente pelas polimerases de ácidos nucleicos virais (**activas para os vírus**) e não pelas polimerases de ácidos nucleicos humanas (**não tóxicas para o ser humano**).*

Por conseguinte, temos a oportunidade de desenvolver excelentes nucleósidos modificados antivirais.

Além disso, propus quatro hipóteses de trabalho para resolver os problemas que a atual terapia antirretroviral altamente ativa (**HAART**) tem, com base no conhecimento comum das ciências naturais e nas minhas descobertas anteriores em química de nucleósidos.

Tenho muita sorte pelo facto de o estudo baseado na ideia geral e nas hipóteses de trabalho ter resultado no desenvolvimento de um excelente nucleósido modificado **anti-HIV**, a 4'-*C-etinil-2-fluoro-2'*-desoxiadenosina (**EFdA,** Fig. 1).

EEdA

Fig. 1

Tenho a certeza de que este livro pode recordar-lhe os seguintes ditados,

"A descoberta consiste em ver o que toda a gente viu e pensar o que ninguém pensou", de **Albert von Szent-Gyorgyi**, e

"O acaso favorece a mente preparada" de **Louis Pasteur.**

Espero que este livro possa encorajar os jovens cientistas a trabalharem em problemas difíceis por resolver no domínio da ciência.

Em 1991, iniciei um estudo sobre o desenvolvimento de novos nucleósidos modificados altamente activos **contra** o VIH, capazes de evitar o aparecimento de **mutantes** resistentes **do VIH** e com baixa toxicidade

com base na minha ideia geral e nas minhas hipóteses, e pedi à Asahi Breweries Ltd a avaliação biológica dos meus nucleósidos modificados. Uma vez que a empresa não dispunha de um sistema de avaliação da atividade anti-HIV, a atividade **anti-HIV** atividade de

Os 4'-*C-metilnucleósidos* foram avaliados pelo Dr. Masanori Baba da Universidade de Medicina de Fukushima (mais tarde mudou-se para a Universidade de Kagoshima). Entretanto, a empresa abandonou o negócio farmacêutico em vários anos, e portanto nossa colaboração terminou. Portanto, em seguida, eu pedi à Yamasa Corporation a avaliação biológica dos meus nucleosídeos modificados. Em seguida, a empresa solicitou ao Dr. Hiroaki Mitsuya (Universidade de Kumamoto, NIH) a avaliação da atividade **anti-HIV** dos meus nucleosídeos modificados. Assim, iniciou-se a colaboração entre o nosso grupo, a Yamasa Corporation e o grupo do Dr. Mitsuya. Depois que a Yamasa Corporation abandonou a colaboração, a empresa e o grupo de Mitsuya continuaram a avaliação biológica do **EFdA** sem citar nenhum dos nossos artigos feitos4 pelos estudos de colaboração, como se **o EFdA** tivesse sido desenvolvido pelos dois grupos.

Capítulo 2

Introdução:

Desde a descoberta da 3'-*C-azido-3*'-deoxitimidina (**AZT**) como agente **anti-VIH** por H. Mitsuya et.al em 1985,[1] foram desenvolvidos muitos análogos de 2', 3'-dideoxinucleósidos (**ddN**) como inibidores nucleósidos da transcriptase reversa (**NRTI**) (Fig. 2). No entanto, os mutantes resistentes do VIH contra todos estes **NRTI** surgiram muito fácil e rapidamente.

Para ultrapassar a emergência de mutantes resistentes do VIH, foi desenvolvida uma terapia antirretroviral altamente ativa (**HAART**) que utiliza dois ou mais **NRTI** e inibidores da protease. A **HAART** melhorou dramaticamente a qualidade de vida e o prognóstico dos doentes infectados pelo VIH.[2, 3] No entanto, a **HAART** atual tem vários problemas críticos que ainda não foram resolvidos.

Estes problemas incluem

(1) aparecimento de novos mutantes **do VIH** resistentes aos medicamentos

(2) necessidade de tomar grandes doses de medicamentos

(3) efeitos secundários (**AEs**) dos medicamentos.

Por conseguinte, é urgentemente necessário desenvolver novos fármacos **anti-VIH** altamente potentes que impeçam o aparecimento de **mutantes do VIH** resistentes aos fármacos e que não tenham efeitos **adversos**.

Estes problemas levaram-me a especular sobre a razão do aparecimento de mutantes do VIH resistentes aos **NRTI** clínicos e a propor as seguintes quatro hipóteses de trabalho para resolver estes problemas,

1. A forma de prevenir o aparecimento de **mutantes do VIH** resistentes aos medicamentos.

2. A forma de diminuir a toxicidade dos fármacos nucleósidos.

3. A diferente seletividade de substrato entre a transcriptase reversa (**RT**) do **VIH** e a do ser humano

   A DNA-polimerase dá-nos a oportunidade de desenvolver excelentes nucleósidos modificados **anti-HIV**.

4. A forma de fabricar nucleósidos de ação prolongada.

Os pormenores das hipóteses de trabalho:

1. A forma de prevenir o aparecimento de mutantes do VIH resistentes aos medicamentos:

As estruturas dos inibidores clínicos da transcriptase reversa nucleósidos (**NRTI**) são apresentadas na Fig. 2. Todos pertencem à família dos 2', 3'-dideoxinucleósidos (ddN). A estrutura **ddN** tem sido considerada essencial para que os derivados nucleósidos sejam o terminador de cadeia da biossíntese do **ADN** viral **catalisada pela RT**. No entanto, **os mutantes do VIH** resistentes a todos estes **ddN-NRTI** surgiram muito fácil e rapidamente.

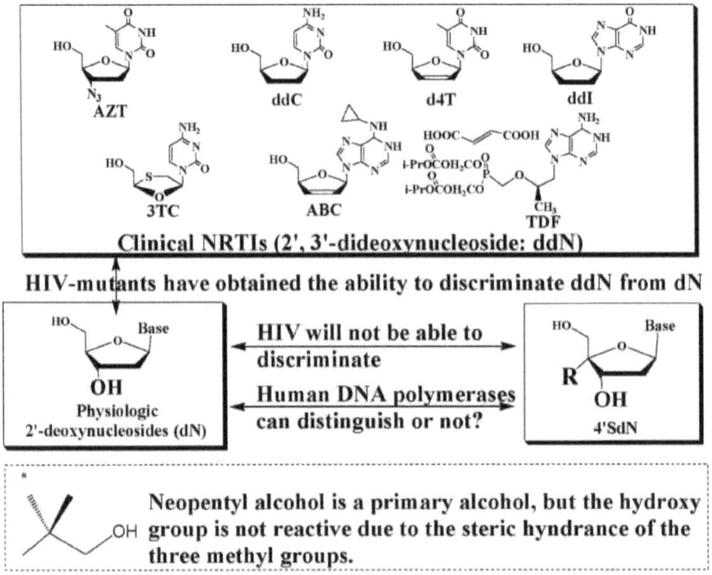

Fig. 2

Especulei que "o aparecimento de **mutantes do VIH** resistentes aos **ddNs** indica que os **mutantes do VIH** resistentes adquiriram a capacidade de discriminar os **ddNs** dos 2'-desoxinucleósidos (**dNs**) fisiológicos e não aceitam os **ddNs** no centro ativo da **RT** e/ou cortam os **ddNs** incorporados da cadeia **de ADN** proviral". Por conseguinte, os nucleósidos **anti-HIV** que podem impedir o aparecimento de **VIH** resistente aos medicamentos devem satisfazer as duas condições seguintes.

1. Para evitar a discriminação pelo **VIH**, o nucleósido modificado deve ter uma estrutura **tão** semelhante quanto possível à do dN fisiológico, para que **o RT** o confunda com o **dN** fisiológico. Uma vez que a diferença marcante da estrutura da

ddN e da **dN** é o facto de terem ou não 3'-OH, os nucleósidos modificados devem ter 3'-OH. (Os **mutantes** resistentes **do VIH** podem discriminá-los pelo 3'-OH).

2. Apesar de ter 3'-OH, o nucleósido deve ser o
terminador de cadeia da biossíntese do **ADN** viral **catalisada por RT**.

Com base na seguinte hipótese, o nucleósido *4'-C-substituído-2'*-desoxinucleósido (**4'SdN**) (Fig. 2) foi concebido como o nucleósido que poderia satisfazer as duas condições acima mencionadas.

φ Seria difícil para **o VIH** discriminar a **4'SdN** da **dN** porque a **4'SdN** tem todos os grupos funcionais da **dN**.

φ A introdução de um substituinte na posição 4'- do **dN** transforma o 3'-OH num álcool secundário do tipo neopentil muito pouco reativo* (Fig. 2). Assim, o 3'-OH da **4'SdN** poderia ser utilizado pelo **VIH** para confundir a **4'SdN** com a **dN**, mas é demasiado pouco reativo para ser utilizado para o alongamento do **ADN** viral por **RT**. Por conseguinte, a **4'SdN** poderia ser o terminador de cadeia da biossíntese do ADN viral.

Além disso, o 5'-OH da **4'SdN** é um álcool primário do tipo neopentilo não reativo, pelo que a **4'SdN** tem um novo problema, o problema é se o 5'-OH pode ser fosforilado pela quinase celular ou não, porque a fosforilação da quinase do 5'-OH é muito importante para que o nucleósido seja biologicamente ativo.

2. A forma de diminuir a toxicidade dos fármacos nucleósidos:

Se as polimerases **de ADN** humanas também confundirem a **4'SdN** com a **dN**, a **4'SdN** deverá ser altamente tóxica. As estruturas dos antibióticos nucleósidos representativos isolados da natureza são apresentadas na Fig. 3

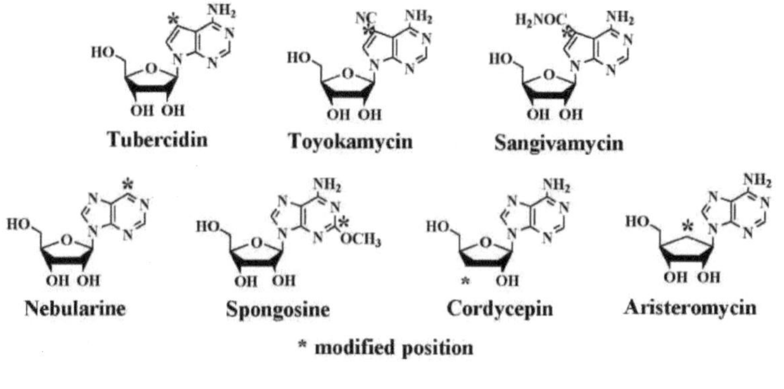

Tubercidin **Toyokamycin** **Sangivamycin**

Nebularine **Spongosine** **Cordycepin** **Aristeromycin**

*** modified position**

Fig. 3

São derivados de nucleósidos modificados num local dos nucleósidos fisiológicos. Embora sejam altamente activos contra os microrganismos, são também altamente tóxicos. Por isso, não podem ser utilizados clinicamente. Nas décadas de 1960 e 1970, muitos químicos orgânicos modificaram estes antibióticos ou sintetizaram derivados de nucleósidos modificados em duas ou mais posições dos nucleósidos fisiológicos, esperando obter derivados de nucleósidos com uma atividade biológica nova e/ou superior. No entanto, nenhum destes nucleósidos modificados apresentou atividade antimicrobiana. Eu pensava que "a perda de atividade significa a perda de toxicidade!" Estes resultados indicam que as enzimas intracelulares não reconhecem estes derivados de nucleósidos modificados em duas ou mais posições dos nucleósidos fisiológicos como seus substratos. Por conseguinte, existe a possibilidade de diminuir ainda mais a toxicidade dos 4'**SdNs** através de modificações adicionais.

3. **A diferente seletividade de substrato entre a RT e as DNA-polimerases humanas dar-nos-á a oportunidade de desenvolver excelentes nucleósidos modificados anti-HIV.**

O método Sanger[44] para a **sequenciação de ADN** diz-nos que os **ddNs** são os terminadores de cadeia da **ADN** polimerase, pelo que os **ddN-NRTIs** são tóxicos. No entanto, **os** ddN-NRTI têm sido e estão a ser utilizados clinicamente através do controlo das respectivas dosagens. Estes factos indicam que a atividade dos **ddN-NRTI** para a **RT** é diferente da atividade para a **ADN-polimerase**. **A RT** aceita muito mais facilmente **os** ddN-NRTI do que as polimerases do **ADN** humano. Assim, a seletividade do substrato é diferente entre **a RT** e as **DNA** polimerases humanas. Por conseguinte, tirando partido da diferença de seletividade do substrato, é possível desenvolver nucleósidos modificados que são muito mais facilmente aceites pela **RT** e muito mais dificilmente aceites pelas polimerases do ADN humano do que os **ddN-NRTI** clínicos.

Assim, existe a possibilidade de desenvolver excelentes nucleósidos modificados anti-HIV!

4 A forma de fazer os nucleósidos de ação prolongada :

A introdução de um substituinte na posição 4'- dos dNs confere aos nucleósidos estabilidade à clivagem enzimática e ácida das ligações glicosil para os tornar de ação prolongada.

A clivagem da ligação glicosil do nucleósido não só perde a atividade biológica do nucleósido, como também, por vezes, a base libertada provoca uma nova toxicidade (o **caso da sorivudina** em 1993 é um exemplo representativo)

A repulsão estérica entre o 3'-OH e o 4'-substituinte da 4'**SdN** altera a conformação do anel de furanose de preferência para a conformação 3'-endo (tipo N) (Fig. 4). A alteração conformacional faz com que a 4'**SdN** seja menos suscetível à clivagem enzimática e ácida da ligação glicosil do que a dN e a **ddN**. [Na clivagem da ligação glicosil, o átomo de oxigénio do anel de furanose participa na formação de um ião oxocarbénio coplanar, mas a alteração conformacional dificulta a formação de um ião oxocarbénio coplanar pelo átomo de oxigénio. (Fig. 4)]

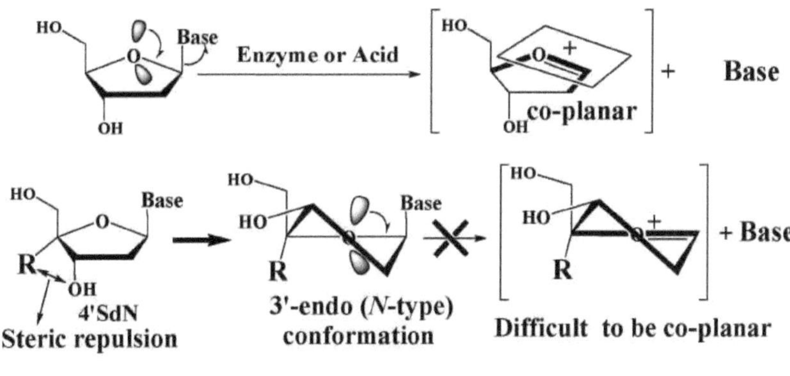

Fig. 4

Além disso, o 3'-OH, que retira electrões, torna o 4'**SdN** mais estável em ácido do que o **ddN**, mesmo com purinas. Assim, vários derivados de purina podem ser produzidos desta forma.

O substituinte lipohílico na posição 4'- confere maior lipofilicidade às 4'**SdNs**, permitindo-lhes assim penetrar eficazmente na membrana celular. Este facto aumenta possivelmente a sua biodisponibilidade.

Caso Sorivudine:

A sorivudina (SRV) (Fig. 5) é um excelente medicamento anti-herpes zoster.

No entanto, a ligação glicosil é facilmente clivada pela fosforilase para libertar 5-bromovinil uracilo (**5-BVU**). O 5-BVU inibe a enzima que decompõe o 5-fluorouracilo (**5-FU**) em compostos não tóxicos. Por conseguinte, 15 doentes com cancro que tomavam **5-FU** morreram devido à toxicidade do **5-FU** acumulado ao tomar **SRV** para o tratamento do herpes zoster.

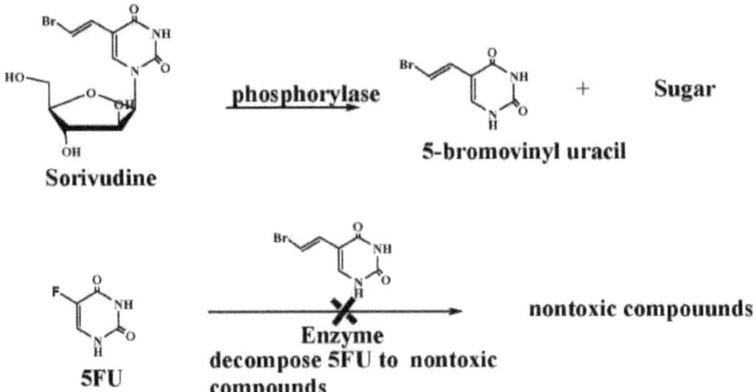

Fig. 5

É de notar que **a Sorivudina** foi desenvolvida pela Yamasa Corporation e, quase ao mesmo tempo que o **Caso Soruvidina**, iniciei a colaboração com a Yamasa Corporatio

O Caso Sorivudina foi um sério trauma para a Yamasa Corporation, e por isso a empresa relutou em trabalhar no desenvolvimento de nucleosídeos anti-virais.

Capítulo 3

Resultados e Discussão :

Análise da validade das hipóteses de trabalho com nucleósidos 4'-*C-metil*:

A fim de examinar a validade das hipóteses de trabalho, a

primeiro, 4'-C-metil-D-ribo-nucleósidos **(MNs)**,

4'-*C-metil-2'*-deoxinucleósidos **(MdNs)**, 4'-C-metil-

2',3'-dideoxinucleósidos **(MddNs)** e

Foram sintetizados nucleósidos 4'-*C-metil-2'*,3'-didehidrodideoxi **(Md4Ns)** e avaliados quanto à sua atividade biológica (Quadro 1).[6, 7] (Uma vez que a substituição é feita apenas na posição 4'-, a letra 4' foi eliminada do nome abreviado dos nucleósidos 4'-substituídos, exceto para **4'SdN**)

O esquema sintético dos mesmos é apresentado no esquema 1.

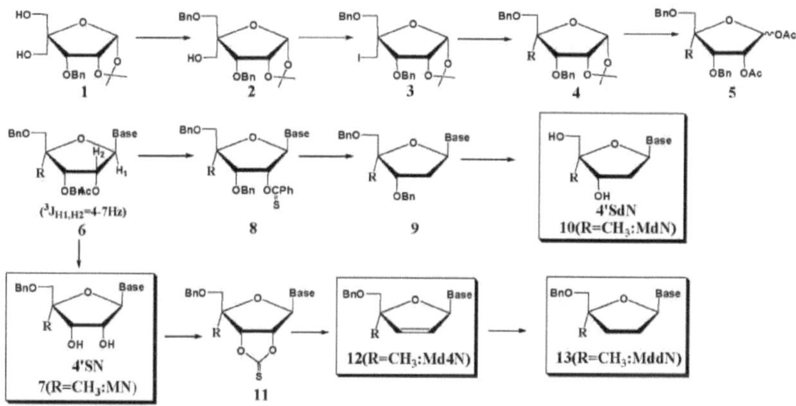

Esquema 1: Esquema sintético geral do 4'-*C-substituído-2'*-deoxinucleósido (**4'SdN**) a partir da D-glicose. **MN**: 4'-*C-metilnucleósido*, **Md4N**: 4'-*C-metil-2'*, 3'-didehidroxi-nucleósido, **MddN**: 4'-*C-metil-2'*, 3'-dideoxinucleósido.

Os nucleósidos 4'-*C-Metil* foram sintetizados a partir do diol 1, que foi preparado pela Condensação de Aldol de Moffat[8] como descrito abaixo. *A O-benzilação* selectiva de 1 deu origem a 2 com um rendimento modesto. O grupo hidroximetilo de 2 foi convertido em grupo metilo em duas etapas para obter 4 (R=CH3), que foi convertido em

Tabela 1. Atividade anti-HIV dos 4'-*C-Metil-2'*-deoxinucleósidos

Structure	Base	EC_{50} (µM)	CC_{50} (µM)	SI (CC_{50}/EC_{50})
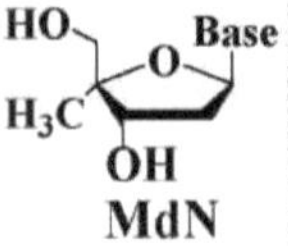 **MdN**	Ad	2.6	2.6	1.0
	Th	7.2	104	14.4
	C	0.072	0.13	1.8
	araC	0.080	0.09	1.13
	Pu	1.9	>200	>100
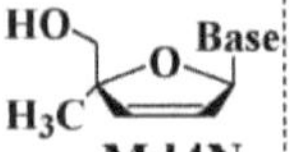 **Md4N**	Ad	>500	>500	1
	Th	21	330	16
	C	350	350	1
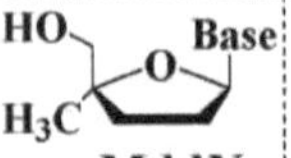 **MddN**	Ad	30	400	13
	Th	>500	>500	1
	C	27	27	1
AZT		0.001	>20	>2020
ddA		47	>500	>11
d4T		4.1	>500	>120

$EC50$ = concentração eficaz a 50%, CC_{50} = concentração citotóxica

Aqui, deve notar-se que dois análogos 4'-*C-metil* da **Sorivudina**, 4'-*C-metil-2'*-deoxi-D-ribofuranosil-5-bromoviniluracila (**MBVU**) e 4'-*C-metil-D-arabinofuranosil-5-bromovinil* uracilo (**MBVaraU**) (Fig. 6), também foram sintetizados e avaliados quanto às suas actividades anti-herpes vírus[28] . A atividade e a citotoxicidade destes fármacos estão indicadas no Quadro 2.

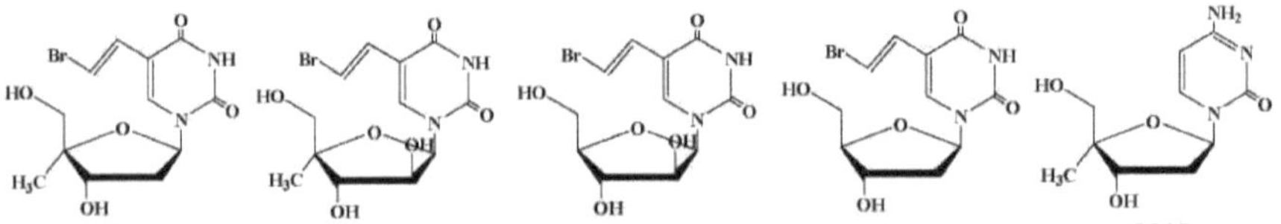

Fig. 6

Embora **a MBVDU** seja mais ativa contra os vírus do herpes do que

Sorvidina, é tóxica.

Dado que todos estes nucleósidos inibem **as polimerases do ADN** como seus trifosfatos, a diferença de actividades e toxicidade pode ser explicada da seguinte forma: Uma vez que o 5'-OH do **BVDU** e do **BVaraU** é fosforilado pela quinase do vírus, tal como o aciclovir, estes são anti-herpes activos mas não tóxicos. Por outro lado, **a MBVDU** e a **MdC** são fosforiladas pela quinase celular e, por conseguinte, são anti-herpes activas e também tóxicas, ao passo que **a MBVaraU** é pouco fosforilada tanto pela quinase viral como pela quinase celular e, por conseguinte, não é tão ativa nem tóxica.

Tabela 2. Atividade antivitral e citotoxicidade dos análogos da soriburina

Compound	Antiviral Activities $ED_{50}(\mu g/mL)$			Cytotoxicity $ID_{50}(\mu g/mL)$
	HSV-1[a,d]	HSV-1[b,d]	HSV-1[c,d]	CCRF-HSB-2[e]
MBVDU	0.0053	0.26	0.00077	0.45
MBVaraU	24.4	63.5	0.18	100>
MdC	0.071	0.27	0.094	0.12
BVDU	0.052	100>	0.013	100>
BVaraU (Sorvidine)	0.048	62	0.00083	100>

[a]Estirpe HSV-1 VR-3,[b] Estirpe HSV-2 MS,[c] Estirpe VZV Oka,[d] Ensaio de redução de placas,[e] Ensaio MTT

Relação estrutura-atividade (SAR) de 4'SdNs :

Em seguida, para estudar a **SAR** da 4'**SdN** e desenvolver 4'**SdNs** com uma atividade **anti-HIV** mais potente e menos tóxica do que **as MDNs**, foram sintetizadas 4'**SdNs** com vários tipos de 4'-*C-substituintes* e nucleobases e avaliadas quanto à sua atividade biológica. [11)-19)] Enquanto trabalhávamos no nosso projeto, a atividade **anti-HIV** de várias 4'**SdNs** foi relatada pelo grupo Syntex[20)-25)] e outros.[26), 27)]

Por conseguinte, as actividades **anti-HIV** das 4'**SdNs** que estudámos, juntamente com as relatadas por outros grupos, estão listadas na Tabela 3.

Tabela 3. Atividade anti-HIV dos 2'-desoxinucleósidos 4'-*C-substituídos*.

Compound	EC$_{50}$(μM)[a]	CC$_{50}$(μM)	S.I.
4'-*C*-Cyanothymidine	0.002	1	500
4'-*C*-azidothymidine	0.01	8	300
4'-*C*-ethynylthymidine	0.83	>400	>482
4'-*C*-ethynylarabinofuranosylthymine	119	>400	>3.4
4'-*C*-azidomethylthymidine	2.1	333	159
4'-*C*-methylthymidine	7.2	104	14
4'-*C*-ethylthymidine	>400	400	ND
4'-*C*-methoxythymidine	8.49	200	24
4'-*C*-vinylthymidine	>400	>400	ND
4'-*C*-hydroxymethylthymidine	7.0	>400	>57
4'-*C*-propylthymidine	>100	>100	ND
4'-*C*-Cyano-2'-deoxycytidine	0.0012	0.17	142
4'-*C*-azido-2'-deoxycytidine	0.004	0.21	52
4'-*C*-ethyny-2'-deoxycytidine	0.0048	2.2	458
L-4'-*C*-ethynyl-2'-deoxycytidine	>400	>400	ND
4'-*C*-ethynyl-2'-deoxy-5-fluorocytidine	0.030	>100	>3333
4'-*C*-ethynylarabinofuranosylcytidine	0.043	2.0	46.5
4'-*C*-methyl-2'-deoxycytidine	0.015	1.0	66.7
4'-*C*-fluoromethyl-2'-deoxycytidine	0.0068	0.12	18
4'-*C*-methyl-2'-deoxyadenosine	2.6	2.6	1
4'-*C*-azido-2'-deoxyadenosine	0.13	50	385
4'-*C*-ethyny-2'-deoxyadenosine	0.098	16	1630
2',3'-dideoxy-3'-thia-L-cyrtidine (3TC)	0.10	>100	>1000
3'-azido-3'-deoxythymidine (AZT)	0.0032	29.4	9190

[a] A atividade anti-HIV foi determinada pelo ensaio MTT. Foram utilizadas células MT-4 e o VIH-1$_{LAI}$ ND: não determinado

Os SAR de **4'SdNs** contra o **VIH** são resumidos como se segue:

1. A ordem relativa estimada da atividade anti-HIV é a seguinte:

   CN > C≡CH > N3 > CH=CH2 > CH3= CH3CH2 > C≡C-CH3. Curiosamente, a ordem é o inverso dos valores de -ΔG° entre substituintes equatoriais e axiais num anel de ciclohexano: CN < F < C≡CH < CH=CH2 < Me < Et <^{t}Bu. Assim, esses resultados indicam que o substituinte estericamente menos exigente na posição 4'- dá uma atividade **anti-HIV** mais potente.

2. Os análogos da purina são geralmente menos tóxicos do que a pirimidina. Embora a 2'-desoxi-4'-C-etinil-5-fluorocitidina **(Ed5FC)**, que é um derivado de nucleosídeo modificado em duas posições da 2'-deoicitidina fisiológica, forneceu um Índice de Seletividade muito aceitável (SI=CC50/EC50) com as células MT-4, mas foi relatado como tóxico para outras células (comunicação privada do Dr. S. Kohgo, Yamasa Corporation,). Portanto, paramos de trabalhar com o **Ed5FC**. Os análogos *de arabino* são menos ativos e menos tóxicos em comparação com suas contrapartes 2'-deoxi correspondentes.

3. **As SddNs** não apresentam uma elevada atividade **anti-HIV**.

4. Os isómeros L da **4'SdN** não têm atividade **anti-VIH**,[17] embora se saiba que o L-enantiómero da 2',3'-dideoxi-3'-tia-L-citidina (**3TC**) é tão ativo como o D-

enantiómero e menos tóxico do que o D-isómero.[27] Isto pode dever-se ao facto de os isómeros L da **4'SdN** estarem demasiado modificados para serem reconhecidos pela **RT** como seus substratos.

Síntese de derivados purínicos de 4'-*C-ciano-2*'-desoxinucleósidos (CNdNs) e 4'-*C-etil-2*'-desoxinucleósidos (EdNs) e sua atividade anti-HIV :

Os resultados mencionados levaram-nos a estudar a atividade biológica dos derivados purínicos da **CNdN** e da **EdN** [28, 29]. Embora **as 4'SdNs** no nosso projeto tenham sido sintetizadas pela glicosidação de derivados de 4-C-substituídos de *D-ribo-furanose* e nucleobases (**Esquema 1**), esta via sintética incorreu em alguns problemas, como se segue:

1. A preparação de *4-C-substituídas-D-ribo-furanoses* e a sua conversão nas **4'SdNs** desejadas requerem reacções em várias etapas e os seus rendimentos totais são baixos.

2. Os derivados 4-C-substituídos de D-ribo-furanos   têm baixa

   reatividade em reacções de glicosidação, especialmente quando o substituinte é um grupo que retira electrões, como um grupo ciano.

   (Em contrapartida, a baixa reatividade da posição anomérica dos derivados de furanose substituídos em *4-C* indica que o **4'SdN** será mais estável à clivagem ácida e enzimática da ligação glicosil do que o **dN**, o **ddN** e o **d4N**).

3. A 2'-desoxigenação na presença do grupo 4'-*C-etinil* é algo difícil.

Estes problemas levaram-me a desenvolver outro método de preparação de derivados purínicos de 4'SdN, que parte de **dNs** (Esquema 3)[29] .

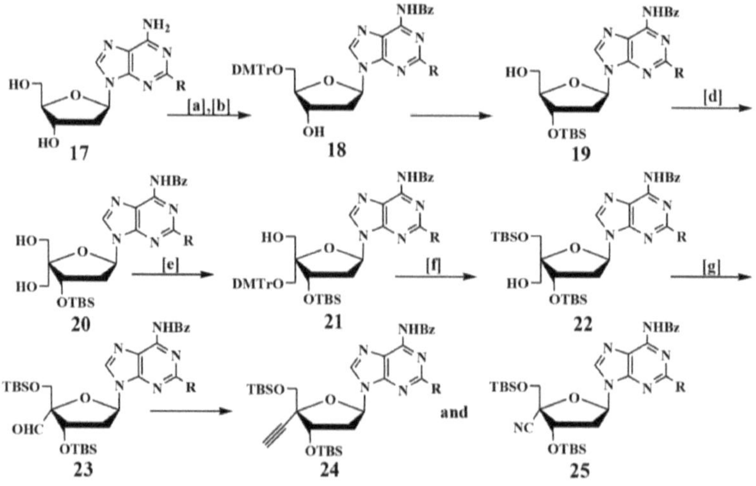

[a] 1. TMSCl,py,0℃;2.BzCl,py,0℃;3.NH$_4$OH,H$_2$O,0℃, [b] DMTrCl,py,rt. [c]1.TBSCl,imidazole,DMF,rt;
2. TsOH,H$_2$O,MeOH,CHCl$_3$,0℃.[d]1.EDC·HCl,py,TFA,toluene,DMSO,rt; 2.aq.CH$_2$O,1N NaOH,dioxane,rt;
3.NaBH$_4$,EtOH,0℃,[e]DMTrCl,Et$_3$N,CH$_2$Cl$_2$,0℃.[f]1.TBSCl,imidazole,DMF,rt;2.TsOH·H2O,MeOH,
CHCl$_3$,rt,0℃,[g]EDC·HCl,py,TFA,toluene,DMSO,rt

Esquema 3

As suas actividades biológicas são apresentadas no Quadro 4.

Tabela 4. Atividade anti-HIV dos derivados de purina do 4'-*C-ciano-2'*-desoxi (CNdN) e do 4'-*C-etinil-2'*-desoxinucleósido (EdN).

Structure	Base	EC$_{50}$(μM) [a]	CC$_{50}$(μM)	S.I.
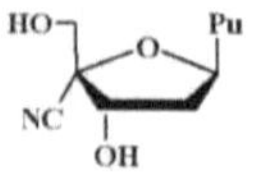	A	0.051	12	235
	I	0.051	23	451
	2AA	0.00079	0.034	43
	G	0.000188	0.034	181
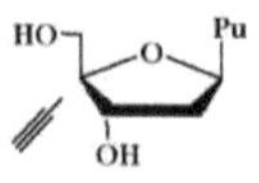	A	0.098	16	1630
	I	0.15	216	1440
	2AA	0.0003	0.82	2733
	G	0.0014	1.5	975
AZT		0.0032	29.4	9190

[a] A atividade **anti-HIV** foi determinada pelo ensaio **MTT**. Foram utilizadas células **MT-4** e o **VIH-1**$_{LAI}$. A=adenina, I=hipoxantina, 2AA=2-aminoadenina, G=guanina,

Resumem-se da seguinte forma.

1. Alguns dos derivados de purina do **CNdN** têm uma elevada atividade **anti-HIV**, mas nenhum deles dá um **SI** aceitável.

2. Todos os derivados de purina do **EdN** têm uma elevada atividade **anti-HIV** e **SIs** aceitáveis.

Atividade anti-HIV de 4'SdNs contra mutantes do VIH resistentes a medicamentos [15), 16), 19), 30)]

Muitas **4'SdNs** apresentaram uma atividade **anti-HIV** muito elevada contra o **VIH** de tipo selvagem.

No entanto, o ponto mais importante do meu estudo é saber se são activos contra **mutantes do VIH** resistentes aos medicamentos. A atividade **anti-HIV** de **4'SdNs** seleccionadas contra mutantes **do VIH** resistentes a vários **NRTIs** está listada no Quadro 5.

Tabela 5. Atividade anti-HIV de 4'SdNs seleccionadas contra mutantes resistentes do VIH...

Compound	EC$_{50}$(µM) [a]									CC$_{50}$(µM)
	HXB2[b]	KH65R	L74V	41/215	M184V	M184I	41/69/125/SG	MDR	Y181C	
EdC	0.0012	0.0008	0.0013	0.006	0.0024	0.0026	0.015	0.0012	0.0021	> 200
EaraC	0.0071	0.015	0.026	0.026	0.71	0.48	0.17	0.0079	0.016	> 200
MdC	0.0058	0.0071	0.0062	ND	0.2	0.74	ND	0.0033	ND	> 200
EdA	0.008	0.0033	0.004	0.012	0.047	0.022	0.065	0.0062	0.011	> 200
Ed2AA	0.0014	0.00035	0.0007	0.0017	0.0059	0.0027	0.0041	0.001	0.0008	> 200
EdG	0.007	0.001	0.0012	0.019	0.008	0.0041	0.0068	0.0048	0.01	52
EdI	0.81	0.25	0.61	1.3	1.6	1.5	2.2	0.51	ND	> 200
AZT	0.022	0.02	0.02	0.3	0.01	0.017	1.6	15.3	0.014	> 100
3TC	0.71	ND	ND	ND	> 100	> 100	9.9	1.1	ND	> 100
ddC	0.2	3.0	1.5	ND	2.2	ND	1.3	5.5	ND	> 100
ddI	3.9	12.7	19.5	3.6	10.1	ND	12.2	25	ND	> 100

[a] Anti-HIV activity was determined with **MAGI** assay, **ND**: not determined.
[b] wild-type **HIV**

É de salientar que os três derivados da 2'-desoxicitidina mantiveram a sua atividade contra os mutantes **do VIH** resistentes aos medicamentos, embora a atividade da 4'-*C-etinil-D-arabinofuranosil* citosina (**EaraC**) e da **MdC** tenha diminuído significativamente contra M184V, M184I e 41/69/125/SG. Os três derivados de purina, 2'-deoxi-4'-*C-etiniladenosina* (**EdA**), 2'-deoxi-4'-C-etinil-2-

condições em que **a EdA** foi completamente desaminada em 60 minutos (Fig. 4) e, além disso, bastante estável em condições ácidas. Assim, em 120 minutos, apenas uma pequena parte (3%) da **EFdA** foi decomposta nas condições ácidas dos sucos gástricos (pH 1,06) a 24°C, enquanto a 2',3'-dideoxiadenosina (**ddA**) foi completamente decomposta em 5 minutos (Fig.8), e **a EFdA** também se revelou muito estável à fosforilase.

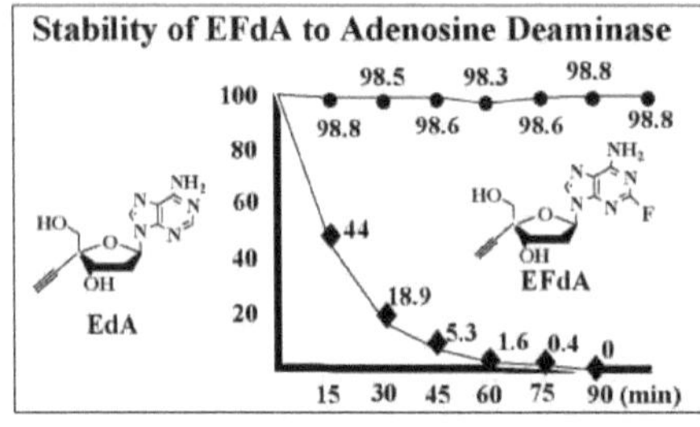

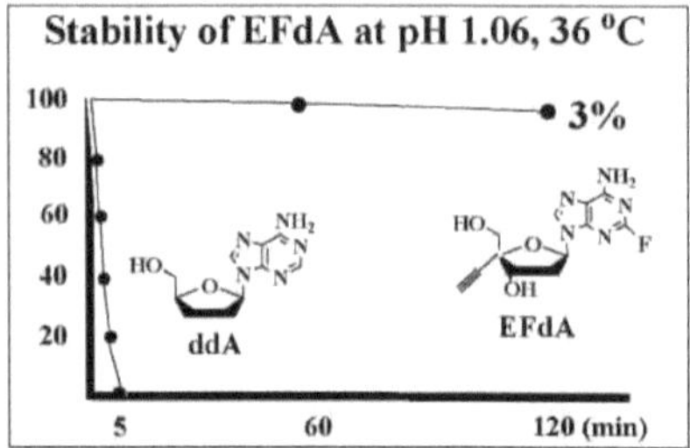

Fig. 8

[Uma vez que **o EFdA** é um derivado nucleósido modificado em duas posições (posição 4'e posição 2) da 2'-desoxiadenosina (**dA**) fisiológica, espera-se que a toxicidade do **EFdA** seja inferior à do 4'**EdA** (hipótese 2). Como se mostra no quadro 6, **o EFdA** revelou-se altamente potente contra todos os **VIH**, incluindo os mutantes **do VIH** multirresistentes e M184V, e tem um **SI** muito aceitável (superior a 110 000).][28)-31)

Aparecimento de dois artigos que afirmam que o 3'-OH de 4'SdNs é o

Causa da toxicidade dos 4'SdNs :

Enquanto eu trabalhava neste projeto, apareceram dois artigos sobre o papel do 3'-OH das **4'SdNs**, nos quais os autores afirmavam que o 3'-OH era a causa da toxicidade das **4'SdNs**.

Tanaka e colaboradores referiram que o 4'-*C-etinil* d4T (**Ed4T**, Fig.

9) é mais ativo e menos tóxico do que o **d4T** clínico, pelo que **o Ed4T** é um nucleósido **anti-HIV** muito promissor.[35) Além disso, afirmaram que "o 3'-OH das **4'SdNs** é a causa da toxicidade e, por conseguinte, as **4'SdNs** não serão boas para utilização clínica".

No entanto, não observaram a atividade do **Ed4T** contra mutantes **do VIH** resistentes aos medicamentos, o ponto mais importante do agente quimioterapêutico para ultrapassar os problemas da **HAART** existente.

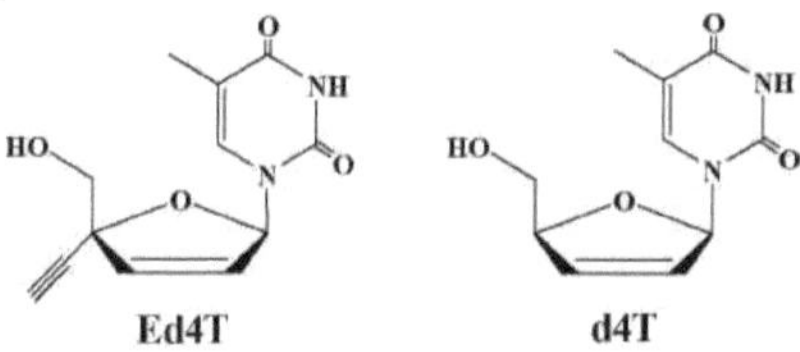

Fig.9

Como o Dr. Tanaka me conhece muito bem, o Dr. Tanaka pediu-me desculpa pela síntese do **Ed4T**, apesar de saber que eu tinha estado a trabalhar intensamente nas **SdNs**. No entanto, eu disse-lhe que "não tinha de pedir desculpa porque isso acontece na investigação científica" e sugeri-lhe que a menor toxicidade do **Ed4T** se devia à modificação adicional do **d4T** e que a maior atividade do **Ed4T** em relação ao **d4T** se devia à afinidade especial do grupo etinil com o **RT**.

Pouco tempo depois, comprovaram a minha sugestão através de um estudo de raios X dos cristais preparados por **Ed4T** e **RT**, no qual demonstraram a afinidade especial do grupo etinilo com **RT**.*)

Por outro lado, o Dr. Mitsuya, juntamente com o Dr. Marquez, o Dr. Sarafianos e vários outros investigadores relataram em[38] que o 3'-OH das **4'SdNs** é muito importante para a fosforilação do 5'-OH pelas cinases celulares, mas é a causa da toxicidade das **4'SdNs**. Por conseguinte, **as** 4'**SdNs** não seriam boas para utilização clínica devido à toxicidade causada pelo 3'-OH".

O Dr. Mitsuya costumava dizer-me que "os vossos **4'SdNs** são altamente tóxicos porque o 3'-OH é a causa da toxicidade e que já não era altura de inibidores da transferase reversa, mas sim de inibidores da protease", e parecia ter perdido o seu interesse em

4'**SdNs** já, e acabou por apresentar um artigo sobre a sua afirmação.

A sua determinação baseou-se nos resultados de que a 4'-*C-etinil-2'*,3'-didcoxitidina (**EddC**) era inativa contra **o VIH** em sistemas celulares, mas o seu 5'-*O-trifosfato* (**EddCTP**) era mais ativo do que o 3'-azido-3'-desoxitimidina (**AZT**)-5'-O-trifosfato (**AZTP**). Também referiram que **o EddCTP** era muito menos ativo contra a **RT** do mutante M184V do que contra a **RT** do **VIH** de tipo selvagem. Além disso, o *isómero L* do **EddCTP** não era ativo contra a **RT** do mutante M184V.

Todas estas afirmações podem ser atribuídas ao facto de não conhecerem o método de diminuição da toxicidade dos nucleósidos (a modificação adicional poderia diminuir a toxicidade do nucleósido) e à diferente seletividade do substrato entre a **RT** e **as DNA-polimerases** humanas.

Mais tarde, na Conferência de Virologia do Japão realizada em Kumamoto (2006), o Prof. Dr. Baba fez uma pergunta ao Sr. H. Nakata (o apresentador do nosso trabalho sobre o mecanismo intracelular e os efeitos do **EFdA** nas **polimerases** do **ADN** humano): "Tem alguma ideia sobre a razão pela qual **o EFdA** é pouco tóxico?" O Sr. Nakata respondeu: "De acordo com a explicação do Dr. Ohrui, os nucleósidos modificados em duas posições têm baixa toxicidade".

Em 2012, o Dr. Mitsuya perguntou-me por correio eletrónico "porque é que **o EFdA** não é tóxico" e eu expliquei-lhe que "é devido à diferente seletividade de substrato entre **a RT** (polimerase de ácido nucleico dependente de ARN) e **as DNA-polimerases** (polimerases de ácido nucleico **dependentes de ADN**), **a RT** aceita muito facilmente o **EFdA** modificado em duas posições, mas **as DNA-polimerases** dificilmente o aceitam". O investigador disse: "Estou a ver, então vários nucleósidos modificados podem ser medicamentos anti-virais".

[Logo após o aparecimento do artigo do Dr. Mitsuya, para minha grande surpresa, o chefe da divisão de P&D da Yamasa Corporation veio à nossa universidade, e disse-me que "Em nome da Yamasa Corporation, eu vim dizer a você que "Por que você não sintetizou o **Ed4T**, que parece ser um agente **anti-HIV** muito promissor? Por outro lado, seus **4'SdNs** com 3'-OH são altamente tóxicos! Portanto, a empresa quer encerrar a colaboração com você, mas a empresa quer ter as patentes de todos os seus nucleosídeos modificados, e portanto não abre os dados dos **4'SdNs**, por pelo menos vários meses até que a Yamasa termine o pedido de patente". Respondi: "É porque estou interessado nos nucleósidos modificados com 3'-OH, o que é essencial para evitar o aparecimento de **mutantes do VIH** resistentes aos medicamentos, pelo que não estou interessado nos que não têm 3'-OH. Muito bem, não abrirei os dados até que termine o pedido". Assim, todos os direitos, títulos, e interesses sobre a patente do **EFdA** foram atribuídos à Yamasa Corporation].

No entanto, continuei o meu estudo com 4'**SdNs** porque o 3'-OH é essencial no meu estudo e estava confiante na baixa toxicidade das duas posições **EFdA** modificadas.

Atividade Anti-HIV do EFdA e dos análogos 2', 3'-Dideoxi (dd-) e 2', 3'-Didehidrodeoxi (d4-) do EFdA:

Os dois artigos citados anteriormente levaram-me a sintetizar os análogos dd- e d4 do **EFdA** e a avaliar a sua atividade **anti-HIV** [35, 36].

As actividades **anti-HIV** de **EFdA**, 2',3'-dideoxi-4'-*C-etinil-2-* fluoroadenosina (**EddFA**) e 2',3'-didehidrodideoxi-4'-C-etinil-

Tabela 7. Atividade anti-VIH dos 4'-*C-etinil-2'*-deoxinucleósidos

Compound	Anti-HIV activity (MAGI assay, μ g)			
	HIV-1_{wild}	HIV-1_{MDR}	HIV-$1M_{184V}$	SI
EFdA	0.00020	0.00014		110,000
ECldA	0.0019	0.0084	0.01	330,000
EFd4A	0.80	0.15	1.8	
EFddA	0.94	8.7	97	
AZT	0.17	74.3	0.13	
3TC	1.0	2.8	>100	
Ed4T	1.5	1.1	17	>50,000
d4T	7.6	64	5.6	

2-fluoroadenosina (**Ed4FA**) e 2'-desoxi-4'-*C-etinil-2-* cloroadenosina (**EdClA**), juntamente com as de **d4T**, **Ed4T**, **3TC** e **AZT**, constam do quadro 7.

Embora **EFd4A**,'**EFddA** e **Ed4T**, que não têm 3'-OH, tenham mostrado alguma atividade contra o **VIH** de tipo selvagem, perderam significativamente qualquer atividade contra o **VIH mutante** M184V resistente aos medicamentos.

A ECldA, que tem 3'-OH, apresentou uma atividade muito elevada contra todos os **VIH**, mas a sua atividade é inferior à da **EFdA**. Isto pode dever-se ao facto de **o EFdA, que** tem um átomo de flúor mais pequeno do que o átomo de cloro, poder ser aceite como substrato das **polimerases do ADN** melhor do que o **ECldA**. Estes resultados indicam que o 3'-OH desempenha um papel importante não só na fosforilação do 5'-OH, mas também na atividade contra os **VIH** resistentes aos medicamentos. Além disso, estes resultados, juntamente com os relatados por Tanaka e colaboradores, indicaram que o grupo 4'-*C-etinil* desempenhava um papel importante na atividade **anti-HIV**. Para além disso, tanto **a EFdA** como **a ECldA** apresentaram **SIs** muito aceitáveis.

Estes resultados mostraram que as 4'**SdNs** com 3'-OH podem não ser tóxicas.

Desde então, o grupo do Dr. Mitsuya tem estado a trabalhar na geração de **mutantes do VIH** resistentes ao **EFdA**, mas o **EFdA** impediu o aparecimento de **mutantes** resistentes **do VIH** nos últimos 20 anos. Por outro lado, surgiu o **mutante** resistente **do VIH** contra o **Ed4T** que não tem 3'-OH.

Estes resultados mostraram que o 3'-OH é essencial para evitar o aparecimento de mutantes resistentes **do VIH**.

Toxicidade de EFdA em ratos e macacos e a inibição de DNA-polimerases por EFdA-5'-O-trifoshare:

Uma vez que **o EFdA** é estável à adenosina desaminase e altamente ativo contra todos os **VIH**, foi examinada a sua toxicidade no rato. [34), 36), 37)]

O EFdA não demonstrou qualquer toxicidade aguda para os ratinhos, quer por via oral quer por via intravenosa, até 100mgkg^{-1} . A alteração do peso corporal dos ratos após a administração de **EFdA** também não revelou qualquer toxicidade para os ratos (Fig. 10).

Além disso, foi demonstrado mais tarde que **o EFdATP** é um substrato duas vezes melhor para a **RT** do que o substrato fisiológico 2'-desoxiadenosina-trifosfato (dATP),[40),41)] , e **o EFdA** é altamente ativo para o vírus da imunodeficiência símia (**SIV**) e não mostrou quaisquer efeitos secundários detectáveis em macacos durante 6 meses de terapia contínua.[41)]

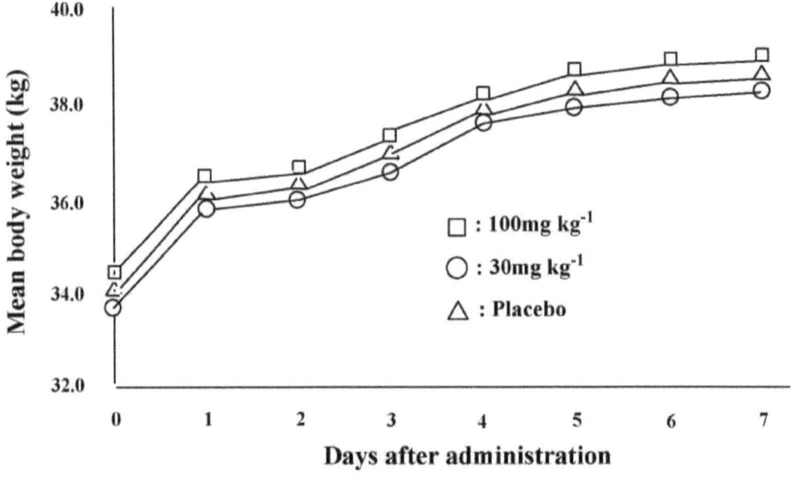

Fig. 10. Alteração do peso corporal dos ratos após uma dose única de **EFdA** administrada por via oral ou intravenosa a ratos ICR.

Sabe-se que a toxicidade dos **NRTI** nos animais é causada pela sua inibição da polimerase γ do **ADN** mitocondrial. A concentração eficaz a 50% (**EC50**) de 2'-desoxi-4'-*C-etil-2-fluoroadenosina-5-O-trifosfato* (**EFdATP**) para inibir a incorporação de 2'-*desoxiadenosina-5-O-trifosfato* (**dATP**) mediada pela polimerase γ do **ADN** mitocondrial humano foi de $10\mu M$, que foi significativamente superior a $0,2\mu M$ de 2',3'-desideoxiadenosina-5-O-trifosfato (**ddATP**).[24), 37), 38), 39)]

Os valores de **EC50** do **EFdATP** contra a **DNA** polimerase α e β foram superiores a

200µM. Como esperado, estes resultados indicam que as **DNA** polimerases dificilmente reconhecem **o EFdATP**, um derivado modificado em duas posições do **dATP** fisiológico, como seu substrato, mas que **a RT** o faz[34), 37)] (Tabela 7).

Posteriormente, recebi uma mensagem de correio eletrónico do Dr. Parniak, descrevendo que o Dr. Sarafianos confirmou que **a EFdA** não era o substrato das **polimerases** α e β do ADN e que, além disso, **a EFdA** não era o substrato da polimerase γ do **ADN** mitocondrial.

Assim, **o EFdA** não apresenta toxicidade como nucleósido!

Os diferentes resultados da inibição da **DNA-polimerase** γ mitocondrial obtidos pelo grupo de Mitsuya e por Sarafianos devem-se ao facto de os trabalhos experimentais do grupo de Mitsuya terem sido realizados durante o período em que o Dr. Mitsuya tinha o conceito de que **as** 4'SdNs, incluindo a **EFdA**, devem ser muito tóxicas devido à toxicidade causada pelo 3'-OH.

O preconceito teria influenciado as suas experiências.

Metabolismo intracelular do EFdA [39)]

As quantidades de todas as fracções dos metabolitos intracelulares de **EFdA** (**EFdA-monofosfato** (**EFdAMP**), **EFdA-difosfato** (**EFdADP**) e **EFdATP**) aumentaram proporcionalmente com um aumento da concentração de **EFdA** intracelular, enquanto que, em comparação com o **AZT-difosfato (AZTDP)** e o **AZT-trifosfato (AZTTP)**, apenas o **AZT-monofosfato (AZTMP)** aumentou acentuadamente com um aumento da concentração intracelular de **AZT**. A semi-vida intracelular (**T1/2**) do **EFdATP** foi de ~18 h em células de meio de expansão completo (**CEM**), células **MT4** e células de ativação multinuclear do indicador de galactosidase (**MAGI**)-CCR5 (cf., **T1/2** do **AZTTP** foi de ~3 h). Cerca de 50% das células foram protegidas contra a infeção pelo **VIH** durante 24 horas após a remoção da **EFdA** extracelular, tanto nas células **MT4** como nas células **MAGI** cultivadas na presença de 0,1µM de **EFdA**.

Estes resultados indicam que **EFdA**, **EFdADP** e **EFdATP** são muito estáveis à degradação enzimática intracelular.

Uma racionalização da inibição de RT e DNA polimerases por 4'SdNs:

Os 4'SdNs modificados numa posição (Fig. 11) são altamente activos **contra** o VIH e também altamente tóxicos. Estes resultados indicam que tanto **a RT** como as **ADN** polimerases aceitam estes nucleósidos modificados numa posição.

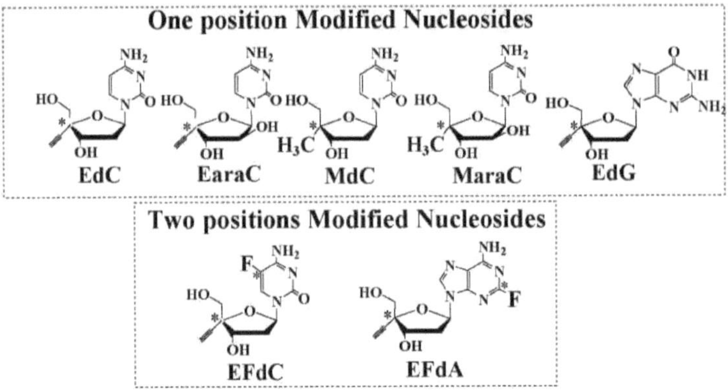

Fig. 11

Por outro lado, as **4'SdNs** modificadas em duas posições são altamente activas **contra** o VIH, mas muito pouco tóxicas. Estes resultados indicam que **a RT** aceita muito facilmente estes **4'SdNs** modificados em duas posições, mas as **DNA** polimerases dificilmente o fazem. Estes resultados mostram que a seletividade do substrato é diferente entre **a RT** (**ADN** polimerase **dependente** do ARN) e as ADN polimerases (**ADN** polimerases dependentes do **ADN**).

O grupo 4'-*C-etinil* tem uma afinidade especial com o RT:

O facto de o **Ed4T** ser mais ativo do que o **d4T** e de **o EFdATP** ser duas vezes melhor substrato para a **RT** do que o substrato fisiológico **dATP**[42] indica que o grupo 4'-*C-etinil* teria uma afinidade especial para a **RT** (Fig. 12).

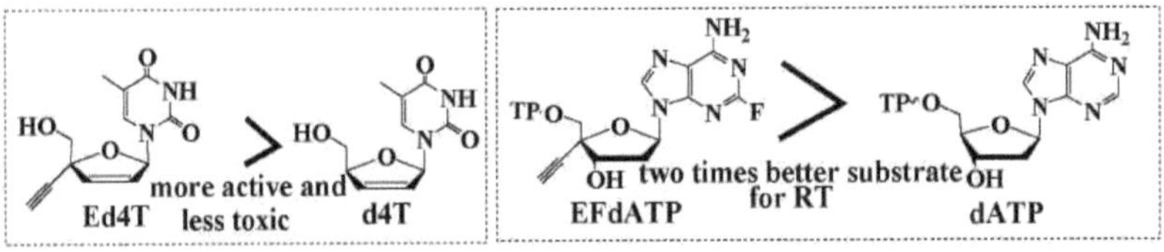

Fig. 12

O estudo cristalográfico de raios X efectuado por Yang e colaboradores (incluindo os Drs. Haraguchi e Baba) utilizando os cristais complexos de **Ed4T** e **RT** confirmou a minha sugestão. Mostraram que o grupo 4'-*C-ethynyl* se encaixa numa bolsa hidrofóbica definida

RT residual Ala-114, Try-115, Phe-160, Met-184, e a cadeia alifática de Asp-185[42].

Um ano mais tarde, Michailidis e os seus colaboradores obtiveram o mesmo resultado utilizando **EFdA**[43] . Além disso, deram o nome de **EFdA** Translocation-Defective Reverse Transcriptase Inhibitor (**TDRTI**) (inibidor da transcriptase reversa com defeito de translocação), porque a afinidade de **EFdA** com a **RT** por ambos os grupos 4'-*C-ethynyl* e 3'-OH é tão forte que a cadeia de iniciadores **terminada** em 3'-EFdAMP na **RT** não se transloca do local de pré-translocação (local **N**) para o local de pós-translocação (local **P**) para aceitar o próximo trifosfato de 2'-desoxinucleósido (**dNTP**). Por conseguinte, o **dNTP** seguinte não pode reagir com o 3'-**EFdA-MP-teminus**.

Por conseguinte, **o EFdA** tem uma atividade **anti-VIH** extremamente elevada.

É uma sorte extraordinária para nós o facto de o grupo 4'-C-etinil ter uma afinidade especial com o RT!

Ninguém seria capaz de prever a afinidade especial.

A Síntese conseguiu!

Como diz o ditado de Louis Pasteur **"O acaso favorece a mente preparada!"** Posso dizer: **"O acaso favoreceu-nos!"**

*Assim, a validade de todas as minhas hipóteses de trabalho foi verificada e desenvolvemos o **EFdA**, que evita o aparecimento de **mutantes** resistentes **do VIH** e tem uma atividade **anti-VIH** extremamente elevada, que é mais de 400 vezes mais ativa do que o **AZT** e várias ordens de grandeza mais ativa do que os outros **NRTI** clínicos, com uma toxicidade muito baixa e estável durante muito tempo no plasma.*

*Assim, o **EFdA** poderia resolver todos os problemas da **HAART** atual.*

Surpreendentemente, em 28 de abril de 2014,

A Universidade do Missouri divulgou uma notícia inacreditável!

http://research.missouri.edu/news/story.php?399

O comunicado de imprensa era o seguinte:

A molécula do molho de soja pode desbloquear a terapia medicamentosa para doentes com VIH, conclui um investigador da MU

Os compostos podem ser 70 vezes mais potentes do que o Tenofovir, um

regime de primeira linha para o VIH

História publicada: 28 de abril de 2014

Por: JeffSossamon Roger Meissen

*COLUMBIA, Mo. - Para os doentes **com VIH** tratados com medicamentos **antissida**, a resistência aos regimes de terapia medicamentosa é comum. Muitas vezes, os doentes desenvolvem resistência a terapias medicamentosas de primeira linha, como o Tenofovir, e são forçados a adotar medicamentos mais potentes. Os virologistas da Universidade de Missouri estão agora a testar a próxima geração de medicamentos que impedem a propagação do **VIH** e estão a utilizar uma molécula relacionada com os intensificadores de sabor encontrados no molho de soja, para desenvolver compostos mais potentes do que o Tenofovir.*

*"Os pacientes que são tratados para infecções **por HIV** com Tenofovir, eventualmente desenvolvem resistência aos medicamentos que impedem uma defesa eficaz ou bem sucedida contra o vírus", disse Stefan Sarafianos, professor associado de microbiologia molecular e imunologia na Universidade de Missouri, Escola de Medicina, e um virologista no Centro de Ciências da Vida Bond na **MU**. "A **EFdA**, a molécula que estamos a estudar, tem menos probabilidades de causar resistência em doentes com VIH porque é mais facilmente activada e é menos rapidamente decomposta pelo organismo do que os medicamentos semelhantes existentes". Em 2001, uma empresa japonesa de molho de soja descobriu inadvertidamente a molécula **EFdA** quando tentava melhorar o sabor do seu produto. O intensificador de sabor faz parte da família de compostos denominados "análogos de nucleósidos", que é muito semelhante aos medicamentos existentes para o tratamento **do** VIH e de outros vírus. As amostras de **EFdA** foram enviadas para testes adicionais, que confirmaram a potencial utilidade do **EFdA** contra **o VIH** e deram início a mais de uma década de investigação.*

*O **EFdA**, juntamente com oito medicamentos existentes **para o VIH**, faz parte de uma classe de compostos denominados inibidores nucleósidos da transcriptase reversa (**NRTI**). **Os NRTI** "sequestram" o processo de replicação **do VIH** ao "enganar" os blocos de construção dentro do vírus. Como **o EFdA** parece semelhante a esses blocos de construção, o vírus é induzido a utilizar o impostor, o que impede a replicação do VIH e trava a propagação do vírus. No seu último estudo, Sarafianos e os seus colegas, incluindo investigadores da Universidade de Pittsburgh e dos Institutos Nacionais de Saúde, ajudaram a definir o modo como **o EFdA** funciona a nível molecular. Recorrendo a técnicas virológicas e à espetroscopia de ressonância magnética nuclear (**RMN**), conseguiram decifrar a estrutura e a configuração exactas da molécula. Os compostos desenvolvidos por Sarafianos e a sua equipa estão atualmente a ser testados pela empresa farmacêutica Merck para determinar a sua utilidade como potenciais medicamentos **contra o VIH**.*

*A estrutura deste composto é muito importante porque é um mecanismo do tipo "lock-and-key" que pode ser reconhecido pelo alvo", disse Sarafianos. "**O EFdA** não* *só funciona no **VIH** resistente, como funciona melhor no **VIH** que não se tornou resistente ao Tenofovir".*

Esta investigação, que foi publicada nas revistas Retrovirology, Antimicrobial Agents and Chemotherapy e The International Journal ofPharmaceutics, foi financiada por subsídios dos National Institutes ofHealth.

Nota do Editor: *Para uma versão mais longa desta história, por favor visite "A drug that packs a punch: progress on new **HIV** compoundproves usefulness against resistant virus ."*

Gabinete de Notícias do MU:

https://nbsubscribe.missouri.edu/news-releases/2014/0428-soy-sa uce-molecule-may-unlock-drug-therapy-for-hiv-patients-mu-resea rcher-finds/

Os cientistas da Universidade do Missouri efectuaram excelentes estudos biológicos sobre o **EFdA**. No entanto, parece que não souberam durante um longo período de tempo (9 anos após a patente[34]) e 8 anos após a minha primeira revisão sobre o EFdA[37] a verdadeira história sobre como **o EFdA** foi concebido e sintetizado, porque o Dr. Mitsuya não citou os nossos trabalhos nos seus manuscritos preparados com os cientistas da Universidade do Missouri (ou eles divulgaram intencionalmente a notícia?).

[th]Dr. Stefan G. Sarafianos, em 29 de maio de 2014, que **a EFdA** não é uma molécula de molho de soja que está a ser noticiada, mas sim um composto sintético que eu concebi e sintetizei.

Caro Prof. Dr. Stefan G. Sarafianos,

Obrigado pelos vossos excelentes estudos sobre a EFdA.

No entanto, fiquei muito surpreendido ao ver o comunicado de imprensa da Universidade de Missouri

"Molécula de molho de soja pode desbloquear terapia medicamentosa para pacientes com HIV, descobre o pesquisador MU".

EFdA não é uma molécula de molho de soja, mas um composto sintético!

Deixem-me apresentar-me:

Chamo-me Hiroshi Ohrui, professor da Faculdade de Farmácia de Yokohama e professor emérito da Universidade de Tohoku.

*Eu desenhei e sintetizei **o EFdA**, e pedi à Yamasa Corporation que trabalhasse na avaliação biológica do **EFdA**, depois a Yamasa Corporation pediu ao Prof. Dr.*

*Hiroaki Mitsuya (Universidade de Kumamoto, NIH) a avaliação biológica do **EFdA**.*

*Por favor, leia as minhas análises sobre o **EFdA** e um artigo sobre a síntese do **EFdA**, e então perceberá como **o EFdA** foi concebido e sintetizado.*

Comentários:

1. *Hiroshi Ohrui, 2'-Deoxy-4'-C-Ethynyl-2-Fluoroadenosine, um inibidor nucleósido da transcriptase reversa, é altamente potente contra todos os vírus da imunodeficiência humana tipo 1 e tem baixa toxicidade, **The Chemical Record**, Vol. 6, 133-143 (2006)*

2. *Hiroshi Ohrui, desenvolvimento de nucleósidos modificados que têm uma atividade anti-HIV extremamente elevada e baixa toxicidade e previnem o aparecimento de mutantes resistentes ao VIH, **Proceedings of the Japan Academy, Series B**, No.3, 53-65 (2011).*

3. *Hiroshi Ohrui, A New Paradigm for Developing Antiviral Drugs Exemplified by the Development of Supremely High Anti-HIV Active EFdA, J. **Antivir Antiretrovir** 2014, 6 : 1 http://dx.doi.org/10.4172/jaa.1000092*

Síntese:

*1. Kageyama M. et al. Síntese total enantioselectiva do potente nucleósido anti-HIV EFdA, **Org. Lett.**, 13, 5264-5266 (2011).*

No dia seguinte, recebi um e-mail do Dr. Sarafianos.

Caro Professor Ohrui,

Antes de mais, permita-me que o felicite pela sua contribuição seminal na criação do talvez mais importante antivírico de sempre! Eu e os meus colegas temos um enorme respeito pela sua imensa contribuição e nunca deixamos de nos surpreender com as notáveis propriedades doEFdA e com a sua grande capacidade de explorar o espaço de substituição 4'!

Peço imensa desculpa se ficou ofendido com o comunicado de imprensa da Universidade. É difícil comunicar com os jornalistas e, de alguma forma, há uma tendência para tentar tornar as coisas apelativas para o público leigo. Admito que sou em parte responsável porque não editei isto atempadamente (falhei o título mas editei outras coisas no corpo principal) devido a compromissos muito pesados (também estou atualmente fora da cidade na secção de estudos dos NIH) e também porque, erradamente, nunca pensei que isto seria algo para ser lido fora dos estudantes da universidade.

As minhas sinceras desculpas por esse facto.

Neste momento, vou pedir ao gabinete de imprensa que tente corrigir a situação no artigo e que lhe dê o devido crédito, mencionando que foi o senhor que sintetizou o composto, e vou pedir-lhes, se possível, que incluam uma referência à sua EFdA no final do artigo.

Além disso, temos um artigo importante que será publicado no Journal of Biological Chemistry (em reapresentação) onde descrevemos em pormenor os múltiplos mecanismos pelos quais o EFdA bloqueia a RT do VIH. Nesse artigo, incluiremos também as referências abaixo, dando os devidos créditos.

Espero um dia poder encontrá-lo pessoalmente para expressar os meus sentimentos pessoais e discutir consigo a ciência relevante. Se estiver nos EUA, ficaria muito honrado em convidá-lo para uma palestra na nossa Universidade, para nos contar a história doEFdA! (claro que cobriremos todas as despesas da sua visita nos EUA).

Mais uma vez, peço desculpa se ficou ofendida e enviar-lhe-ei a versão editada do comunicado de imprensa revisto dentro de alguns dias (regressarei amanhã a Columbia e espero falar com as pessoas certas o mais rapidamente possível), tal como solicitarei que seja publicado no sítio Web da Universidade.

Com os melhores cumprimentos,

Stefan Sarafianos

[th]Como eu sabia que o Dr. Sarafianos não era responsável pelo comunicado de imprensa, aceitei o seu pedido de desculpas e o seu convite e dei uma palestra sobre a história do desenvolvimento da **EFdA** na Universidade de Missouri em 9 de outubro de 2014. O Prof. Dr. M.A. Parniak, da Universidade de Pittsburg, assistiu à minha palestra vindo de Pittsburg. Após a palestra, tivemos um bom momento para discutir sobre os meus trabalhos e a possibilidade do **EFdA**.

Desde então, mantenho-me em contacto com eles.

Capítulo 4

Esforços para desenvolver um método de síntese mais eficiente da EFdA:

Se a **FDA** aprovar o **EFdA** para uso clínico, o problema crucial será a síntese eficiente do **EFdA**.

A nossa primeira síntese de **EFdA** exigiu uma sequência de 18 etapas a partir de um material de partida bastante dispendioso, a 2-amino-2'-desoxiadenosina (**26**), e o rendimento global foi de 2,3%, como se mostra no Esquema 3 e no Esquema 4[33] .

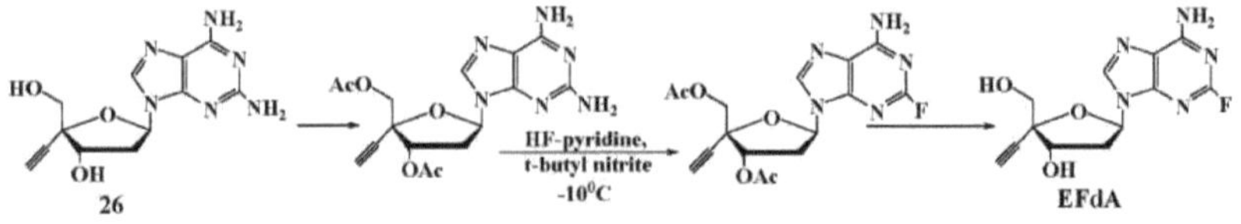

Esquema 4

Assim, será necessário o desenvolvimento de outro método sintético eficiente de **EFdA**.

Por conseguinte, desenvolvemos em seguida a sequência de 12 etapas e o método de síntese do **EFdA** com um rendimento global de 22%, que teve início a partir do acetonido de (*R*)-gliceraldeído (**26**) (Esquema 5)[44] .

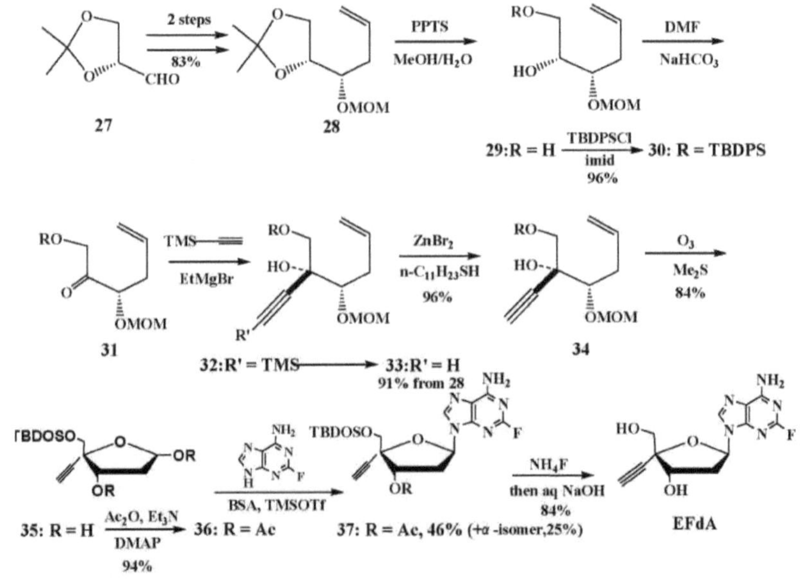

Esquema 5

No entanto, neste esquema, o passo de **35** para **37** deu origem a misturas α- e β de nucleósidos. Por conseguinte, a purificação dos produtos necessitou de cromatografia e o rendimento de **37** foi modesto. Por conseguinte, estamos agora a fazer um esforço para desenvolver um melhor método sintético de **EFdA**.

A Yamasa Corporation ficou traumatizada pelo **Caso Sorivudine** durante vários anos, e muito relutante em relação ao ensaio clínico do **EFdA**, mas em 2012 a empresa assinou o acordo de licenciamento de patentes com a Merck and Co. para o desenvolvimento clínico do **EFdA**. A Merck and Co. iniciou a investigação do ensaio clínico do **EFdA** como **MK-8591**.

Em 2017, a Merck desenvolveu um método sintético eficiente de **EFdA,** no qual o isómero β pode ser isolado como cristais a partir de nucleósidos de mistura α e β sem cromatografia. A sua síntese, que começou a partir da 1, 3-diacetoxiacetona (**38**), é apresentada no Esquema 6. Também desenvolvemos outra síntese de **EFdA** utilizando a nossa nova condensação de aldol.[10]

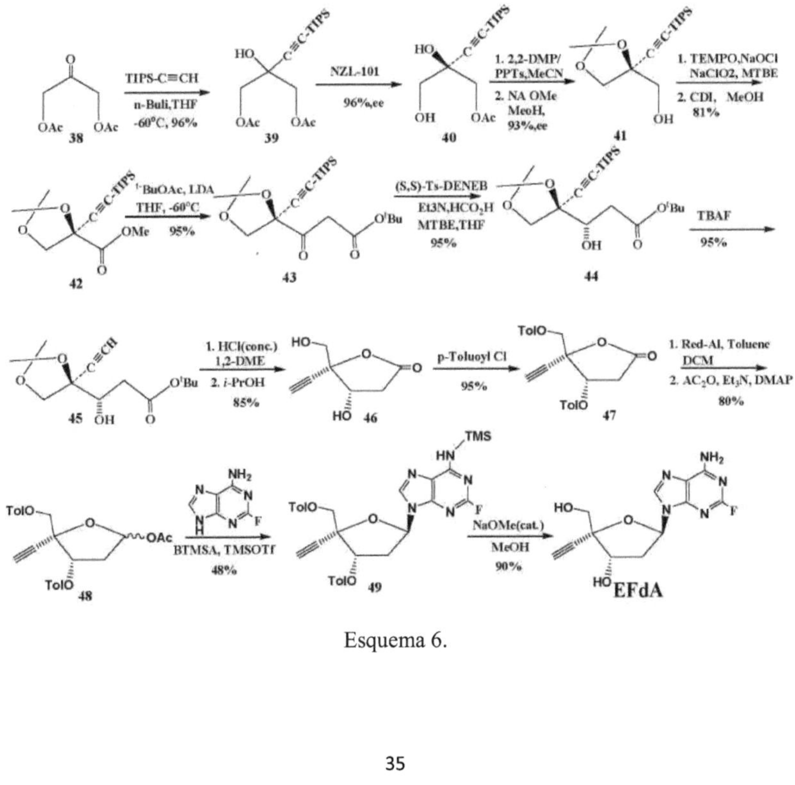

Esquema 6.

Capítulo 5

Os resultados clínicos actuais:

Os resultados dos ensaios clínicos foram comunicados na **CROI** 2016, 2017, 2018 e na **IAS** 2017 e 2018. Os resultados comunicados podem ser seguidos na Internet e resumidos da seguinte forma:

1. **O MK-8591** foi eficientemente absorvido pelo organismo por administração oral e transformado na sua forma ativa 5'-*O-trifosfato* (**TP**).

2. **O TP** é muito estável nas células (a sua semi-vida é de cerca de 100 h).

3. A dose oral mínima possível de **MK-8591** é de 0,5 mg/semana ou 0,25 mg/dia, e o implante adicional de **MK-8591** uma vez por ano

   será aplicável.

4. **O MK-8591** é muito útil para a profilaxia.

   A dose eficaz de Mk-8591 para profilaxia é de 0,25 mg/semana ou 0,01 mg/dia.

5. **O MK-8591** foi bem tolerado até 400 mg por adultos saudáveis.

6. **O MK-8591** foi geralmente bem tolerado numa dose única (0,5-30 mg) por 30 adultos **infectados pelo VIH-1** e não tratados.

7. Os **EAs** emergentes do tratamento foram observados em 27/30 indivíduos.

8. Todos os **EAs** foram de gravidade ligeira ou moderada.

9. Os **EAs** mais comuns atribuídos como relacionados foram dor de cabeça, diarreia e eczema.

10. Não se registou qualquer relação entre a dose e a frequência ou gravidade dos **EAs**.

11. Não se registaram alterações clinicamente significativas nos suspiros vitais, nos valores dos parâmetros **do ECG** ou nos resultados laboratoriais de segurança.

Assim, o EFdA (MK-8591) parece muito prometedor!

Capítulo 6

A seletividade do substrato das RNA-polimerases virais é diferente da das RNA-polimerases humanas:

Uma das conclusões importantes deste estudo é que a seletividade do substrato da **RT** (**DNA-polimerase** dependente de **ARN**) é diferente da das **DNA-polimerases** humanas (**DNA-polimerases** dependentes de ADN).

Esta descoberta suscitou uma nova questão: se a seletividade do substrato das polimerases de RNA viral   (RNA-dependente

RNA-polimerases)   é diferente da dos humanos

RNA-polimerases (RNA-polimerases dependentes do ADN) ou não. Por isso, procurei na literatura e encontrei artigos muito instrutivos que darão a resposta a esta pergunta.

Por exemplo, Eldrup et al. sintetizaram duas 2'-*C-metil-7-* deazaadenosina, que é um derivado de adenosina modificado em duas posições, e um híbrido de 2'-C-metil adenosina (A) e antibiótico tubercidina (B).[45] O derivado de uma posição da adenosina modificada A é altamente ativo contra o vírus da hepatite C (**HCV**) e altamente tóxico, e o derivado de uma posição da adenosina modificada B

é também altamente ativo e altamente tóxico. Descobriram que o derivado de adenosina C modificado em duas posições é altamente **anti-HCV**, mas pouco tóxico, e desenvolveram ainda um derivado de nucleósido **D** mais modificado e mais ativo no **anti-HCV** (Fig.13).

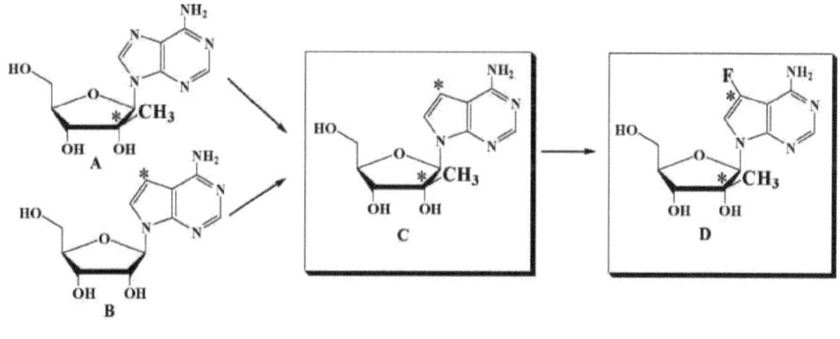

Fig. 13

Estes resultados mostraram que a modificação adicional de um nucleósido altamente tóxico modificado numa posição podia diminuir a toxicidade do nucleósido e, mais significativamente, que **a HCV-RNA-polimerase** aceitava o nucleósido C modificado em duas posições, mas as **RNA-polimerases** humanas dificilmente o faziam. Assim, a seletividade do substrato da **HCV-RNA-polimerase** é diferente da das **RNA-polimerases** humanas.

Por outro lado, Smith e colaboradores referiram que a 4'-*C-azidocitidina* (E) (Fig. 14) é um **anti-HCV** ativo[46] . Além disso, referiram que a 4'-*C-azidoarabino*-furanosilcitidina (F) e a 4'-*C-azido-2*'-desoxi-2'-β-fluoro-citidina (G) e a 4'-*C-azido-2*'-desoxi-2', 2'-difluoro-citidina (H) são mais activas do que a E e pouco tóxicas[47] , e ainda que estes nucleósidos são terminadores de cadeia da **polimerase do ARN-VHC**.

"Surpreendentemente, a   polimerase do HCV-RNA aceitou

2'-deoxinucleósidos F, G, e H!" Estes nucleósidos têm em comum um substituinte que retira electrões na posição 2'-. Pergunto-me se a 4'-*C-azido-2*'-deoxicitidina (que é altamente ativa contra **o** VIH e altamente tóxica) é ou não ativa contra o **VHC**.

Fig. 14

É de notar que **a AdC** é altamente ativa e tóxica **contra** o VIH. Diz-se que a Hoffman-Roche adquiriu a Syntex Research porque esta não tinha conseguido desenvolver **a AdC** como medicamento **anti-VIH**. Há aqui um problema. O problema é "se o 2'-a-F de **H** desempenha o papel de grupo OH?"

Além disso, pergunto-me sobre a toxicidade de F**, G, H**, porque **AdC**, **EdC** e **EaraC** eram altamente tóxicos.

O CE não mostrou qualquer atividade biológica porque o 5'-OH não pode ser fosforilado pela quinase. Esta é uma diferença notável entre o grupo etinil e o grupo azida.

A estrutura do nucleósido modificado Sofosbuvir (**SFV**), um excelente **anti-HCV**, recentemente desenvolvido, é apresentada na Fig. 15.

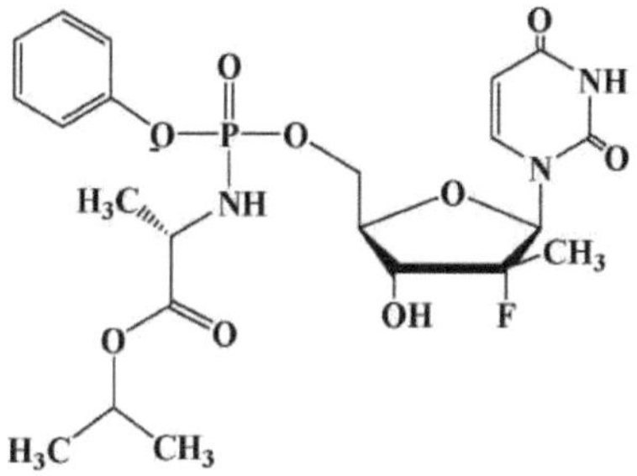

Fig. 15

A estrutura do **SFV** diz-nos que se trata de um pró-fármaco, indicando que o 5'-OH é difícil de ser fosforilado pela quinase, o 3'-OH é

um álcool secundário do tipo neopentílico. **O SFV** é altamente ativo **contra** o HCV e muito pouco tóxico. Estes factos indicam que **a polimerase do ARN do VHC** aceita **o SFV de** forma muito eficiente, mas **a polimerase do ARN** humano dificilmente aceita **o SFV**. Se o átomo de flúor na posição 2'do **SFV** desempenhasse o papel de grupo OH, **a RNA-polimerase** humana seria capaz de o aceitar, mas não o faz. Por conseguinte, a **RNA-polimerase** humana reconhece-o como um 2'-deoxinucleósido. Assim, mais uma vez, **a polimerase do ARN do VHC** aceitou um 2'-desoxinucleósido com um grupo retirador de electrões na posição 2'-. É de notar que o Dr. K. A. Watanabe concebeu e sintetizou a parte nucleósida do **SFV**.

Capítulo 7

Desenvolvimento de um nucleósido modificado ativo contra a gripe:

(Este trabalho foi aplicado à Japan Patent mas não foi submetido a uma revista científica).

Uma vez que os nucleósidos 4'-*C-alquil-D-ribofuranosil* (**4'SN**) não mostraram qualquer atividade biológica. Isto pode ser atribuído ao facto de o 5'-OH não poder ser fosforilado pelas cinases celulares.

Para confirmar a atribuição, foram preparados e avaliados quanto à sua atividade biológica um pró-fármaco 5'-*O-monofosfato* (**EAP**) de 4'-*C-etil* adenosina (**EA**) e outro (**EdAP**) de 4'-*C-etil-2*'-desoxiadenosina (**EdA**). As suas estruturas e os resultados preliminares da atividade biológica são apresentados na Tabela 8.

Na Tabela 8, o **EA** não mostrou atividade biológica significativa, mas o pró-fármaco **EAP** mostrou alguma atividade antitumoral, indicando que **o EPA** foi transformado no seu 5'-*O-trifosfato* e a importância da fosforilação da quinase do 5'-OH do nucleósido para a atividade biológica.

É muito interessante que **o EdAP** tenha mostrado uma atividade anti-Flu bastante elevada, embora **o EdA**, que é altamente ativo **contra** o VIH, não tenha mostrado uma atividade anti-Flu significativa. Estes resultados indicam que **o EdAP** não apresenta atividade anti-Flu através da inibição da **polimerase do ARN** viral da gripe como o seu 5'-*O-trifosfato*. A razão pela qual **o EdAP** apresenta atividade anti-Flu continua por resolver.

Tabela 8. Atividade Anti-Tumoral e Anti-Vírus da Gripe

	Cytotoxicity (IC$_{50}$ μM)			Anti-Flu Virus activity (H1N1)
	L 1210	**KB**	**HT-1080**	
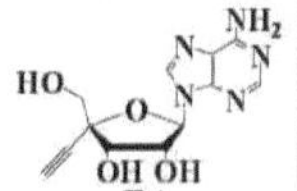 **EA**	>100	>100	>100	>1000
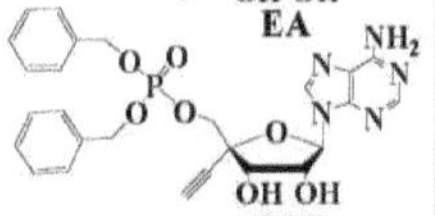 **EAP**	10.7	21.8	29.3	130
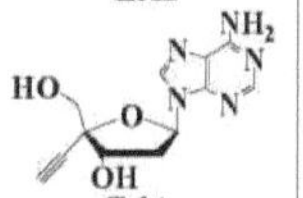 **EdA**	10.7	N.D.*	N.D.	250
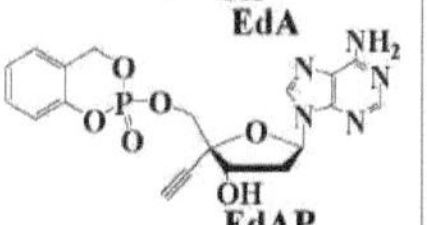 **EdAP**	N.D.	N.D.	N.D.	3.8

***N.D.: não determinado.**

A via sintética do vírus da gripe mais activo2-(2R, 3S, 5R)-5-(6-amino-9H-puine-9yl)-2-ethynyl-3-hydroxytetrahydrofura n-2-yl)-4H-benzo[d][1,2,3]- dioxaphosphiinine-2-oxide (**EdAP**) foi mostrada no Esquema 9.

O 5'-OH do produto da Nova Reação de Aldol **37** foi protegido pelo grupo TBDPS e depois o 3'-OH foi protegido por PMP para dar **41**, que foi diretamente convertido em aldeído **42** por IO4⁻ e depois em **43** por métodos convencionais. O composto **43** foi convertido em **46**. **46** foi reagido com 2-cloro-4H-benzo[*d*][1,3,2]dioxafosfina na presença de diisopropilamina em acetonitrilo, seguido de tratamento com H2O2 para obter **47** com um rendimento de 76%. A *des-O-MPM* de **47** foi realizada por tratamento com nitrato de amónio cérico para obter **EdAP** com um rendimento de 75%. Esta via é uma das aplicações da Nova Reação de Aldol à síntese de 4'**SdNs**.

Esquema 9

Uma vez que **o EdAP** mostrou uma atividade anti-vírus da gripe bastante elevada *in vitro*, examinámos em seguida a atividade *in vivo* do **EdAP** utilizando ratinhos (Fig. 17, 18).

Exame da EdAp em ratinhos por infeção com o vírus da gripe A/NWS/33(N1H1)

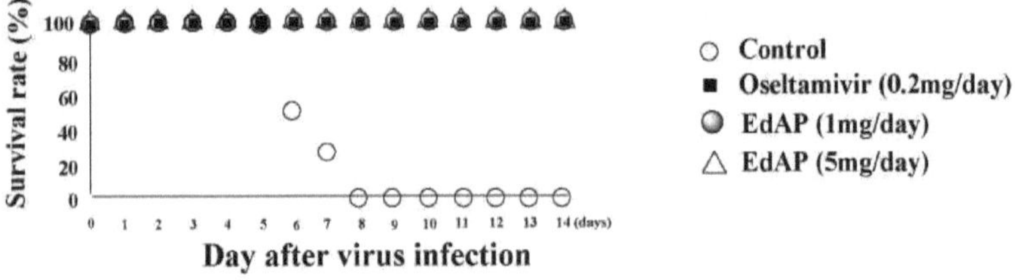

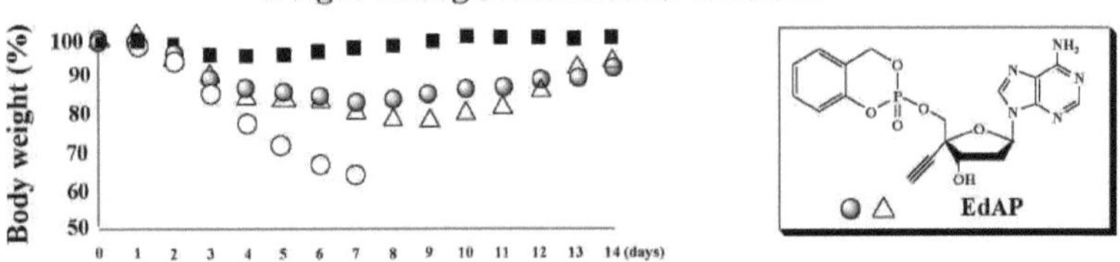

Fig.17

A Fig. 17 mostra que todos os ratinhos sem administração de fármacos morreram em 8 dias devido à infeção pelo vírus da gripe, mas todos os ratinhos sobreviveram com a administração oral de fármacos durante 7 dias, imediatamente após a infeção pelo vírus da gripe. Estes resultados mostraram que **o EdAP** não só é eficaz para curar a infeção

42

como também não é tóxico para os ratinhos e que **a RNA-polimerase** do vírus da gripe aceitou o derivado de nucleósido 2-desoxi, mas **a DNA-polimerase** não. Estes resultados mostraram também que a seletividade do substrato da **RNA** polimerase viral é diferente da da **RNA** polimerase humana.

Produção de anticorpos neutralizantesApós 14 dias pós-infeção

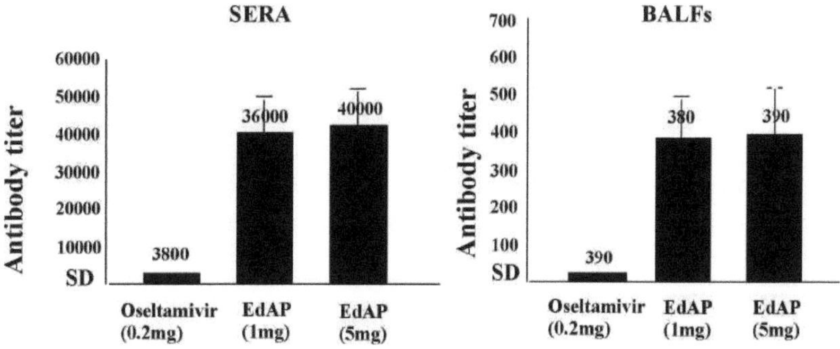

Fig. 18

A Fig. 18 mostra que os ratinhos que receberam **Oseltamivir** não produziram muitos anticorpos, o que indica que **o Oseltamivir** impediu a infeção pelo vírus da gripe. Por outro lado, os ratinhos que receberam **EdAP** produziram muitos anticorpos, o que indica que os ratinhos foram infectados pelo vírus da gripe, mas foram curados.

Prevê-se que os ratinhos curados com **Oseltmivir** sejam infectados novamente pelo vírus da gripe, mas os ratinhos curados com **EdAP** dificilmente serão infectados novamente pelo vírus da gripe porque têm anticorpos suficientes para evitar a infeção.

Tal como descrito anteriormente, os derivados de adenosina, **EdA** e **Ed2AA**, foram desaminados pela adenosina desaminase em ratinhos. No entanto, atualmente não temos qualquer ideia sobre o mecanismo de ação do **EdAP** para a atividade antigripal e se **o EdAP** é ou não desaminado pela adenosina desaminase em ratos.

Capítulo 8

Conclusão:

A validade do conceito fundamental para o desenvolvimento de medicamentos antivirais e de todas as hipóteses de trabalho para o desenvolvimento de um agente anti-HIV ideal foi comprovada e foi desenvolvido um **EFdA** extremamente ativo contra o HIV.

Foi demonstrado que a seletividade do substrato das polimerases de ácidos nucleicos **dependentes do ARN** viral é diferente da das polimerases de ácidos nucleicos **dependentes do ADN** humano. Por conseguinte, existe a possibilidade de desenvolver nucleósidos modificados antivirais que sejam seletivamente activos para os vírus e não tóxicos para os seres humanos.

Agradecimentos:

O autor deseja expressar os seus sinceros agradecimentos a todos os colegas de trabalho, especialmente ao Prof. Dr. Hiroaki Mitsuya e aos seus colegas de trabalho, pelo seu extraordinário trabalho na avaliação biológica dos nucleósidos modificados.

Referências:

1. Mitsuya H, Weinhold KJ, Furman PA, St Clair MH, Lehman SN, et al., (1985) 3'-Azido-3'-deoxitimidina (BW A509U): um agente antiviral que inibe a infecciosidade e o efeito citopático do vírus linfotrópico T humano tipo III/vírus associado à linfadenopatia in vitro. Proc Natl Acad Sci Sci USA 82: 7096-7100.

2. Murphy E. L, Collier A. C, Kalish L. A, Mintz L, Wallach F. R, e Nemo G. J. (2001) Highly Active Antiretroviral Therapy Decreases Mortality and Morbidity in Patients with Advanced HIV Disease. Ann. Int. Med. **135**, 17-26.

3. Hung C-C, Hsiao C-F, Chen M-Y, Hsieh S-M, Chang S-Y, Sheng W-H, Sun H-Y, e Chang S-C. (2006) Improved Survival of Persons with Human-immunodeficiency Virus Type 1 Infection in the Era of Highly Active Antiretroviral Therapy in Taiwan (Melhoria da Sobrevivência de Pessoas com Infeção pelo Vírus da Imunodeficiência Humana Tipo 1 na Era da Terapia Antirretroviral Altamente Ativa em Taiwan). Jpn. Jpn. Infect. Dis. **59**, 222-228.

4. Shuhadonlnik, R. J. Nucleoside Antibiotics, Wiley-International, (1970).

5. Sanger F, Nicklen S, Coulson A. R. (1977) Sequenciação de ADN com inibidores de terminação de cadeia. Proc. Natl. Acad. Sci. U.S.A. **74** (12),5463-7

6. Waga T, Nishizaki T, Miyakawa I, Ohrui H, e Meguro H. (1993) Biosci. Biotechnol. Biochem. **57**, 1433-1438.

7. Waga T, Ohrui H. e Meguro, H. (1996) Síntese e avaliação biológica do 4'-*C-metil* nucleósido. Nucleosides & Nucleoltides. **15**, 287-304.

8. Youssefyeh R. D, Verheyden J. P, Moffatt J. G, (1979) 4'-Substituted Nucleosides. 4. Synthesis of Some

   Nucleósidos 4'-hidroximetil, J. Org. Chem., **44**, 1301-1309.

9. Garegg P. C, Samuelsson B, (1980), J. Chem. Soc., Perkin Trans. 1, 2866-2869.

10. Fukuyama K, Ohrui H, Kuwahara H,: "Synthesis of EFdA via Diastereoselective Aldol Reaction of a Protected 3-Keto Furanose". *Org. Lett.*, 17, 828-831 (2015).

11. Yamaguchi T, Tomikawa A, Hirai T, Kawaguchi T, Ohrui H, e Saneyoshi M, (1997) Nucleosides & Nucleotides. **16**, 1347-1350.

12. Kitano K, Miura S, Ohrui H, e Meguro H, (1997) Síntese de 4'-C-Fluorometilnucleósidos como Potenciais Agentes Antineoplásicos. Tetrahedron. **53**, 13315-13322.

13. Kitano K, Machida H, Miura S, e Ohrui H, (1999) Síntese de novos nucleósidos de 4'-C-Metil-Pirimidina e suas actividades biológicas. Bioorganic & Medicinal Chemistry Lett. **9**, 827-830.

14. Kohgo S, Horie H, e Ohrui H, (1999) Síntese de 4'-C-Etinil-β-D-arabmo-4'-*C*-Etinil-2*'-deoxi-β-D-ribo-pento furanosil pirimidinas, e sua avaliação biológica. Biosci, Biotechnol, Biochem. **63**, 1146-1149.

15. Kohgo S, Kodama E, Shigeta S, Saneyoshi M, Machida H, e Ohrui H, (1999) Síntese de nucleósidos 4'-substituídos e sua avaliação biológica. Série de Simpósios de Ácidos Nucleicos. **42**, 127-128.

16. Ohrui H, Kohgo S, Kitano K, Sakata S, Kodama E, Yoshimura K, Matsuoka M, Shigeta S, e Mitsuya H, (2000) Synthesisof *4-C*-Etinil-β-D-arabmo-4'-* *C*-Etinil-2*'-deoxi-β-D-ribo-pento furanosil pirimidinas e -purinas e Avaliação da sua atividade anti-HIV. J. Med. Chem. **44**, 4516-4625.

17. Kohgo S, Mitsuya H, e Ohrui H, (2001) Síntese do L-Enantiómero de4 '-*C-Etinil-2*'-deoxicitidina. Biosci. Biotechnol. Biochem. **65**. 1879-1882.

18. Kodama E, Kohgo S, Kitano K, Machida H, Gatanaga H, Shigeta S, Matsuoka M, Ohrui H, e Mitsuya H, (2001) 4'-Ethynyl NucleosideAnalogs: Potent Inhibitor of Variantes do Vírus da Imunodeficiência Humana Multidroga-Resiatante In Vitro. Antimicrobial Agents & Chemotherapy. **45**, 1539-1546.

19. Ohrui H, e Mitsuya H, (2001) 4'-*C-Substituído-2*'- Desoxinucleósidos: A Family of Antiretroviral Agents Which are Potent against Drug-Resistant HIV Variants. Alvos actuais de medicamentos - doenças infecciosas 1. 1-10.

20. Maag H, Rydzewski R M, McRoberts M. J, Crawford-Ruth D, Verheyden J. P. H, e Prisbe E. J, (1992) Síntese e atividade anti-VIH de 4'-azido- e 4'-metoxinucleósidos. J. Med. Chem. **35**. 1440-1451.

21. O-Yang C, Wu H Y, Fraser-Smith E. B, e Walker K. A. M, (1992) Síntese de 4'-cianotimidina e análogos como potente inibidor do VIH. Tetrahedron Lett. **33**, 37-40.

22. O-Yang C, Kurz W, Eugui E. M, McRoberts M. J, Verheyden J. P. H, Kurz L. J, e Walker K. A. M, (1992) 4'-Substitited nucleosides as inhibitors of HIV: an unusual

oxetane derivative. Tetrahedron Lett., **33**. 41-43.

23. Prisbe F. J, Verheyden J. P. H, e Rydzewski, R. M, (1993) Nucleosides & Nucleotides as Antitumor & Antiviral Agents. Editado por Chu C. K. & Baker. D. C. Nova Iorque: Plenum Press, pp. 101.

24. Chen M. S, Suttmann R. T, Papp E, Cannon P. D, McRoberts M. J, Baxh C, Copeland W. C, e Wang T. S, (1993)

Ação selectiva do trifosfato de 4'-azidotimidina na transcriptase reversa do vírus da imunodeficiência humana tipo 1 e na DNA polimerase humana alfa e beta. Biochemistry, **32**, 6002-6010.

25. Wang G, e Seifert W. E, (1996) Síntese e avaliação de oligodeoxinucleótidos contendo 4   '-C-substituídos

timidinas. Tetrahedro Lett. **37**, 6515-6518.

26. Nomura M, Shuto S, Tanaka M, Sasaki T, Shigeta S, e Matsuda A, (1999) Nucleosides and nucleotides. 185. Síntese e actividades biológicas de nucleósidos de pirimidina de açúcar de *cadeia* ramificada 4'-alfa-C. J. Med. Chem., **42**, 2901-2908.

27. Beach J. W, Jeong L. S. A, Alves J, Pohl, D, KimH. O, Chang C-N, Doong S-L, Schinazi R. F, Cheng Y-C, e Chu C. K, (1992) Síntese de (2'R,5'S)-1- (2-hidroximetiloxatiolano-5-il)citosina enantiomericamente pura como agente antiviral potente contra o vírus da hepatite B (VHB) e o vírus da imunodeficiência humana (VIH). J. Org. Chem, **57**, 2217-2219.

28. Kitano K, Macjida H, Miura S, Ohrui H, Synthesis of Novel 4'-*C-Methyl-Pyrimidine* Nucleosides and Their Biological Activities, Bioorganic and Medicinal Chemistry Letters, (1999) 9, 827-830.

29. Kohgo S, Yamada K, Kitano K, IwaiY, Sakata S, Ashida N, Hayakawa H, Nameki D, Kodama E, Matsuoka M, Mitsuya H, e Ohrui H, (2004) Conceção, síntese eficiente e atividade anti-HIV de nucleósidos de purina 4'-*C-ciano-* e 4'-*C-etinil-2'-*desoxi. (2004) Nucleosides, Nucleotides & Nucleic Acids, **23**, 671-690.

30. Hayakawa H, Kohgo S, Kitano K, Ashida N, Kodama E, Mitsuya H, e Ohrui H, (2004) Potential of 4'-*C-substituted* nucleosides for the treatment of HIV. Antiviral Chemistry & Chemotherapy, 15, 169-187.

31. Montgomery J. A, e Hewson K, (1969) Nucleósidos de 2-fluoroadenina. J. Med. Chem., **12**, 498-504.

32. Brockman R. W, Schabel Jr. F. M, e Montgomery J. A, (1977) Biochemical

Pharmacology, **26**, 2193-2196.

33.   Hattori S, Ide K, Nakata H, Harada H, Suzu S, Ashida N,

Kohgo, S, Hayakawa H, Mitsuya H, Okada S, (2009) Potente atividade de um inibidor nucleósido da transcriptase reversa, 4'-ethynyl-2-fluoro-2'-deoxyadenosin, contra a infeção pelo vírus da imunodeficiência humana tipo 1 num modelo que utiliza células mononucleares do sangue periférico humano transplantadas para ratinhos NOD/SCID Janus kinase 3 knockout, Antimicrobial Agents and Chemotherapy, **53**, 3887-3893.

34. Patente: Número de publicação internacional, 2005/090349, PCT /JP2005/005374.

35. Haraguchi K, Takeda S, Tanaka H, Nitanda T, Baba M, Dutschman, G.E, e Cheng Y-C, (2003) Síntese de um   agente anti-VIH altamente ativo

2',3'-didehidrodideoxi-3'-deoxi-4'-etiltimidina. Bioorg. Med. Chem. Lett. **13**, 3775-3777.

36. Ohrui H, Kohgo S, Kitano K, Hayakawa H, Kodama E, Matsuoka M. e Mitsuya H. (2005) 4'-*C-Etinil-2'*-deoxi-2-fluoroadenosina,   um nucleósido

derivado potente contra o VIH-1 sem toxicidade aguda no rato: Destaque para o papel do 3'-OH na atividade biológica. Resumo da 18th Conferência Internacional sobre Investigação Antiviral. Barcelona, abril, pp.16.

37. Ohrui H, (2006) 2'-deoxi-4'-*C-etinil-2-fluoroadenosina*, um inibidor nucleósido da transcriptase reversa, é altamente potente contra todos os vírus da imunodeficiência humana de tipo 1 e tem baixa toxicidade. The Chemical Record. **6** 133-143.

38. Siddiqui M. A, Hughes S. H, Boyer P. L, Mitsuya H, Van Q N, Geroge C, Sarafinanos S. G, e Marquez V. E. A, (2004) 4'-*C-Etinil-2'*,3'- análogo de dideoxinucleosídeo, destaca o papel do 3'-OH em nucleosídeos 4'-*C-Etinil-2'*-deoxi activos contra o VIH. J. Med. Chem. **47**, 5041-5048.

39. Nakata H, Amano M, Koh Y, Kodama E, Yang G, Bailey C. M, Kohgo S, Hayakawa H, Matsuoka M, Anderson K. S, Cheng Y. C, e Mitsuya H, (2007) Atividade contra o vírus da imunodeficiência humana tipo 1, metabolismo intracelular e efeitos sobre as polimerases do ADN humano da 4'-etil-2-fluoro-2'-desoxiadenosina. Antimicrob. Agent.

Chemother. **51**. 2701-2708.

40. Kawamoto A., Kodama E, Sarafianos S. G, Sakagami Y, Kohgo S, Kitano K, Ashida N, Iwai Y, Hayakawa H, Nakata H, Mitsuya H, Arnol E, e Matsuoka M, (2008) 2'-Deoxy-4'-C-ethynyl-2-halo-adenosinesactive   against

variantes do vírus da imunodeficiência humana tipo 1 resistentes aos medicamentos. Inter. J. Biochem. & Cell Biol. **40**. 2410-2420.

41. Corb M. M, Rajakumar P, Michael H, Nyaundi J, Didier P. D, Reeve A. B, Mitsuya H, Sarafianos S. G, Parniak M. A, (2012) Resposta do vírus da imunodeficiência símia ao novo inibidor nucleosídeo da transcriptase reversa 4'-Etinil-2-Fluoro-2'-Deoxiadenosina in vitro e in vivo. Antimicrobial Agents and Chemotherapy, **56**, 4707-4712.

42. Yang G, Wang J, ChengY, Dutschman G. E, Tanaka H, Baba, M Cheng Y. C, (2008) Mecanismo de Inibição da Transcriptase Reversa do Vírus da Imunodeficiência Humana Tipo 1 por um Análogo da Estavudina, 4'-Etinil Stavudina Trifosfato Antimicrob. Agents Chemother, **52**, 2035-2042.

43. Michailidis E, Marchand B, Kodama E, Sihgh K, Matsuoka M, Kirby K. A, Ryan E. M, Sawani A. M, Nagy E, Ashida N, Mitsuya H, Pamiak M. A, Sarafianos S. G, (2009) Mechanism on Inhibition of HIV-1 Reverse Transcriptase by 4'-Ethynly-2-fluoro-2'-deoxyadenosine Triphosphate, a Translocationdefective Reverse Transcriptase Inhibitor, J. Biol. Chem., **18**, 35681-35691.

44. Kageyama M, Nagasawa T, Yoshida H, Ohrui H, Kuwahara S, (2011) Síntese total enantioselectiva do potente nucleósido anti-HIV EFdA. Org. Lett., **13**, 5264-5266.

45. Eldrup A. B, Prhavc M, Brooks J, Bhat B, Prakash T.P, Song Q, Bera S, Bhat N, Dande P, Cook P.D, Bennet C.F, Carroll S. S, Ball R.G, Bosserman M, Burlein C, Colwell L. F, Fay J. F, Flores O.A, Getty K, LafFemina R. L, Leone J, MacCoss M, McMaster D. R, Tomassini J. E, Langen D. V, Wolanski B, e Olsen D. B. (2004) Relação estrutura-atividade de ribonucleósidos 2'-C-metil modificados com heterobase como inibidores do ARN do vírus da hepatite C

replicação. J. Med. Chem. **47**, 5284-5297.

46. Smith D. B, Kalayanov G, Sund C, Winqvist A, Pinho P, Maltseva T, Morisson V, Leveque V, Rajyaguru S, Pogam S L, Najera I, Benkestock K, Zhou X. X, Maag H, Cammack N, Martin J. A, Swallow S, Johansson N. G, Klumpp K, Smith M, (2009) A conceção, a síntese e a atividade antiviral de análogos da 4'-Azidocitidina contra a replicação do vírus da hepatite C: A descoberta da 4'-Azidoarabinocitidina. J. Med. Chem., **52**, 219-223.

47. Smith D. B, Kalayanov G, Sund C, Winqvist A, Maltseva T, Leveque V. J, Rajyaguru S, Le Pogam S, Najera I, Benkestock K, Zhou X. X, Kaiser A. C, Maag H, Cammack N, Martin J. A, Swallow S, Johansson N. G, Klumpp K, Smith M, (2009) A conceção, síntese e atividade antiviral de análogos monofluorados e difluorados da 4'-azidocitidina contra a replicação do vírus da hepatite C: a

descoberta da 4'-azido-2'-deoxi-2'-fluorocitidina e da 4'-azido-2'-dideoxi-2',2'-difluorocitidina. J. Med. Chem, **14**, 2971-2978.

48. Muftuoglu Y, Sohl C. D, Mislak A. C., Mitsuya H, Sarafianos S. G, Anderson K. S, (2004) Probing the molecular mechanism of action of the HIV reverse transcriptase inhibitor4'-ethynyl-2-fluoro-2'-deoxyadenosine (EFdA) using pre-steady-state kinetics, Antiviral Research, **106**,1-4.